文成
天縱

中醫古籍稀見稿抄本輯刊

ZHONGYI GUJI XIJIAN GAO-CHAOBEN JIKAN

李鴻濤　主編

②

廣西師范大學出版社
GUANGXI NORMAL UNIVERSITY PRESS
·桂林·

第二册目録

二、診法

醫經精義一卷

〔清〕王玉棟輯

清抄本

醫經精義一卷

本書爲《黃帝内經》摘編著作。王玉棟，生平不詳。本書按照人身陰陽、五臟所生、五臟所屬、五臟所藏、五臟所主、臟腑所合、臟腑之官、五臟九竅、男女天癸、血氣所生、營衛生會、六經六氣、經氣主治、十二經脉、衝任督帶、全體總論、五臟所傷、五臟所惡、臟腑爲病、諸病所屬、四時所病、臟腑通治、望形察色、聞聲別證、問察原委、診脉精要、審治處方、氣味陰陽、性味宜忌、七方十劑等標題，輯録《黃帝内經》原文。它雖無解説文字，但對於《黃帝内經》原文的分類概括有一定的參考價值。

醫經精義

壬王棟

醫經精義

○人身陰陽

夫自古通天者生之本本於陰陽陰者藏精而起亟也陽者衛外而爲固也言人之陰陽則外爲陽內爲陰言人身之陰陽則背爲陽腹爲陰言人身藏腑中陰陽則藏者爲陰腑者爲陽

○五臟所生

東方生風風生木木生酸酸生肝南方生熱熱生火火生

苦苦生心中央生溼溼生土土生甘甘生脾西方生燥燥
生金金生辛辛生肺北方生寒寒生水水生鹹鹹生腎

○五臟所屬

竅音圭笑切

肝○在天為風在地為木在體為筋在色為蒼在音為角在
聲為呼在變動為握在竅為目在味為酸其液為淚其華
在爪其臭為臊其穀為麥其畜鷄其蟲毛其數八其果李
其菜韭
心○在天為熱在體為脈在色為赤在音為徵在聲為笑為在

變動為憂在竅為舌在味為苦在志為喜其液為汗其榮為色其臭為焦其數七其穀黍其畜馬其蟲羽其果杏其菜薤

薤音謝

脾在天為溼在地為土在體為肉在色為黃在音為宮在聲為歌在變動為噦在竅為口在味為甘在志為思在液為涎其榮為脣其臭香其數五其穀稷其畜牛其蟲倮其果棗其菜葵

噦音約

葵音魁

肺在天為燥在地為金在體為皮毛在色為白在音為商

在聲為哭 在變動為欬 在竅為鼻 在味為辛 在志為憂 在液為涕 其榮為毛 其臭為腥 其數九 其穀稻 其畜狗 其蟲介 其果李 其菜韭

○腎在天為寒 在地為水 在體為骨 在色為黑 在音為羽 在聲為呻 在變動為慄 在其竅為耳 在味為鹹 在志為恐 在液為唾 其榮為髮 其臭為腐 其數六 其穀豆 其蟲鱗 其果栗 其菜藿

○五臟所藏

心藏神肝藏魂肺藏魄脾藏意腎藏志

五臟所主

心之合脉也其榮色也其主腎也肺之合皮也其榮毛也其主心也肝之合筋也其榮爪也其主肺也脾之合肉也其榮唇也其主肝也腎之合骨也其榮髮也其主脾也

臟腑所合

肺合大腸大腸者傳導之府心合小腸小腸者受盛之府肝合膽膽者中精之府脾合胃胃者五穀之府腎合膀胱

膀胱者津液之府也。少陽屬腎，腎上連肺，故將兩臟。三焦者，中瀆之府也，水道出焉，屬膀胱，是孤之府也，是六府之所與合也。

臟腑之官

心者君主之官，神明出焉。肺者相傳之官，制節出焉。肝者將軍之官，謀慮出焉。膽者中正之官，決斷出焉。膻中者臣使之官，喜樂出焉。脾胃者倉廩之官，五味出焉。小腸者受盛之官，化物出焉。大腸者傳道之官，變化出焉。腎者作强之官，伎巧出焉。三焦者決瀆之官，水道出焉。膀胱者州都之官，津液藏焉，氣化則能出焉。

膻音但

○五藏九竅

肺開竅於目心開竅於耳脾開竅於口肝開竅於鼻腎開竅於二陰

○男女天癸

女子二七而天癸至任脈通太衝脈盛月事以時下男子二八腎氣盛天癸至精氣溢瀉陰陽和故有子

○血氣所生

南方生熱熱生火火生苦苦生心心生血中焦受氣取汁

變化而赤是為血穀入於胃脉道乃行水入於經其血乃成

○營衛生會

人受氣於穀其清者為營濁者為衛營在脉中衛在脉外營周不休五十度而復大會陰陽相貫如環無端衛氣行於陰二十五度行於陽二十五度分為晝夜太陽主外太陰主内各行二十五度平旦陰盡而陽受氣矣營出中焦衛氣出於下焦心者血肺者氣血為營氣為衛相隨上下

謂之營衛

○六經六氣

少陽之上火氣治之中見厥陰陽明之上燥氣治之中見太陰太陽之上寒氣治之中見少陰厥陰之上風氣治之中見少陽少陰之上熱氣治之中見太陽太陰之上濕氣治之中見陽明所謂本也本之下中之見也中見之下氣之標也本標不同氣應異象

○經氣主治

少陽太陰從本少陰太陽從本從標陽明厥陰不從標本從乎中也太陽爲開陽明爲闔少陽爲樞太陰爲開厥陰爲闔少陰爲樞

○十二經脉

手太陰肺之脉起於中焦還循胃口上膈屬肺系出腋下至肘臂入寸口出大指之端○手陽明大腸脉起大指次指之端出合谷行曲池上肩貫頰夾鼻孔下齒入絡肺下膈屬大腸○足陽明胃經脉起眼下入齒環唇循喉嚨下膈屬

胃絡脾下挾膺至膝下入足中指足太陰脾之脈起大指之端上膝股入腹屬脾絡胃上挾咽連舌本散舌下手少陰心之脈起於心中出心系下膈絡小腸復上肺出腋下至肘抵掌中入小指之內其支者上挾咽手太陽小腸之脈起小指之端循手外上肘繞肩入絡心下膈抵胃入小腸足太陽膀胱之脈起目內眥上額交巔下腦後挾脊抵腰入絡腎下屬膀胱循髀外下至踝終足小指手厥陰包

（足少陰腎之脈起小指之下趨足心循內踝上股）

（貫脊屬腎絡膀胱循喉嚨挾舌本其支者出絡心）絡之脈起於胸中屬心包絡下膈歷三焦出腋入肘抵掌

踝音跨

中循中指之端手少陽三焦之脈起小指次指之端循手表上貫肘入缺盆布膻中絡心包絡下膈屬三焦支者出耳上角足少陽膽之脈起於目銳眥繞耳前後至肩下循脇裏絡肝屬膽下至足入小指之間足厥陰肝之脈起大指叢毛之際上足跗循股內過陰器抵小腹屬肝絡膽挾胃貫膈循喉嚨上過目系與督脈會於顛頂

○衝任督帶

衝脈起於少腹之內胞中挾臍左右上行並足陽明之脈

至胸中而散上挾咽任脈起於少腹之內胞室之下出會
陰之分上毛際循臍中央至膻中上喉嚨繞脣終於脣下
之承漿穴與督脈交督脈起於腎中下至胞室乃下行絡
陰器循二陰之間至尻貫脊歷腰俞上腦後交巔至顖會
入鼻柱終於人中與任脈交帶脈當腎十四椎出屬帶脈圍
身一週前垂至胞中

全體總論

五臟者所以存精神血氣魂魄者也六腑者所以化水穀

尻音丘刀切
俞音樹

而行津液者也腦髓骨脈膽女子胞此六者存於陰而象於地故存而不瀉名曰奇恒之府胃大腸小腸三焦膀胱此五者天氣之所生也瀉而不存受五臟濁氣名曰傳化之府輸瀉者也魄門上為五臟使水穀不得久存人有髓海有血海有氣海有水穀之海以應四海腦為髓海胞為血海膻中為氣海胃為水穀之海胸腹者臟腑之郭也膻中者心主之宮城也胃者太倉也咽喉小腸者傳送也胃五竅者閭門也廉泉玉英者津液之道也腰脊者身之大關

莖垂橫

節也股脛者身之管以趨翔也莖垂者身中之機陰精之候津液之道也咽喉者水穀之道也喉嚨者氣之所以上下者也會厭者音聲之戶也口脣者聲音之扇也舌者聲音之機也懸雍垂者音聲之關也頏顙者分氣之所泄也橫骨者神氣所使主發舌者也五臟六腑之精皆上注於目骨之精為瞳子筋之精為黑眼血之精為絡氣之精為白眼肌肉之精為約束裹結筋骨氣血之精而與脈並為系上屬於腦後屬於項中諸脈皆屬於目諸髓皆屬於腦

諸筋皆屬於節諸血皆屬於心諸氣皆屬於肺人之血氣精神者所以奉生而周性命者也經脈者所以行血氣而榮陰陽濡筋骨利關節者也衛氣者所以溫分肉充皮膚肥腠理司開闔者也志意者所以御精神收魂魄適溫寒和喜怒者也是故血和則經脈流行營覆陰陽筋骨勁強關節清利矣衛和則分肉解利皮膚潤澤腠理緻密矣志意和則精神專直魂魄不散悔怒不起五臟不受邪矣寒溫和則六腑化穀風痺不作經脈通利肢節得安矣

痺音卑

○五臟所傷

憂愁思慮則傷心。形寒飲冷則傷肺。悲怒氣逆則傷肝。飲食勞倦則傷脾。久坐濕地強力入房則傷腎。○

○五臟所惡

心惡熱。肺惡寒。肝惡風。脾惡濕。腎惡燥。○

○臟腑為病

心為噫。肺為欬。肝為語。脾為吞。腎為欠為嚏。胃為氣逆為噦為恐。大小腸為泄。下焦溢為水腫。膀胱不利為癃。不約

為遺溺膻氣鬱為怒○

○諸病所屬

諸風掉眩皆屬於肝諸寒收引皆屬於腎諸氣膹鬱皆屬於肺諸濕腫滿皆屬於脾諸痛癢瘡皆屬於心諸熱瞀瘈皆屬於火諸厥固泄皆屬於下諸痿喘嘔皆屬於上諸禁鼓慄如喪神守皆屬於火諸痙項強皆屬於濕諸逆衝上皆屬於火諸脹腹大皆屬於熱諸躁狂越皆屬於火諸暴強直皆屬於風諸病有聲按之如鼓皆屬於熱諸病胕腫

膹音憤

瞀音茂

瘈音治

疼酸驚駭皆屬於火諸轉反戾水液渾濁皆屬於熱諸病水液澄澈清泠皆屬於寒諸嘔吐酸暴注下迫皆屬於熱

泠音齡

四時所病

春善病鼽衄仲夏善病胸脇長夏善病洞瀉寒中秋善病風瘧冬善病痺厥

鼽音球

仲夏者五月

長夏者六月

臟腑通治

心與膽通心病怔忡宜溫膽為主膽病戰慄顛狂宜補心為主肝與大腸通肝病宜疎通大腸大腸病宜平肝經為

主脾與小腸通，脾病宜泄小腸火，小腸病宜潤脾為主。肺與膀胱通，肺病宜清利膀胱水，膀胱病宜清肺氣為主。腎與三焦通，腎病宜調和三焦，三焦病宜補腎為主。○

○望形察色

以五色命臟，青為肝，赤為心，白為肺，黃為脾，黑為腎。肝合筋，心合脈，肺合皮，脾合肉，腎合骨也。○青如草滋者死，青如翠羽者生；黃如枳實者死，黃如蟹腹者生；黑如炲者死，黑如烏羽者生；白如枯骨者死，白如豕膏者生。○凡色多青則痛多黑則痺黄赤則熱多白則寒五色皆見則寒熱也明堂者鼻也闕者眉間也蕃者頰側也蔽者耳門也明堂骨高以起平以直首面上於闕庭王宮在於下極五臓次於中央六腑挾其兩側闕上咽喉也闕中者肺也下極者心也直下者肝也肝左者膽也下者脾也方上者胃也中央者大腸也挾大腸者腎也當腎者臍也面王以上小腸也面王以下膀胱子處也

○聞聲別證

肝木在音為角在聲為呼在變動為握心火在音為徵在聲為笑在變動為憂脾土在音為宮在聲為歌在變動為噦肺金在音為商在聲為哭在變動為欬腎水在音為羽在聲為呻在變動為慄中盛藏滿氣勝傷恐者聲如從室中言是中氣之溼也言而微終日乃復言者此奪氣也言語善惡不避親疎者此神明之亂也病人語聲寂寂然喜驚呼者骨節間病語聲喑喑然不徹者心膈間病語聲啾啾然細而長者頭中病

○問察原委

問嘗貴後賤雖不受邪病從内生名曰脫營嘗富後貧名曰失精必問飲食居處暴樂暴苦始樂後苦皆傷精氣○凡診者必知始終有知餘緒切脈問名當合男女○

○診脈精要

十二經中皆有動脈獨取寸口以決五臟六腑死生之法何謂也然寸口者脈之大會手太陰之動脈也人一呼脈行三寸一吸脈行三寸呼吸定息脈行六寸人一日一夜

凡一萬三千五百息脈行五十度周於身榮衛行陽二十五度行陰二十五度為一周復會於手太陰寸口者五臟六腑之所終始故法取於寸口也從關至尺是尺內陰之所至也從關至魚際是寸口陽之所治也上部法天主胸以上至頭之有疾也中部法人主鬲以下至臍之有疾也下部法地主臍以下至足之有疾也脈有三部九候三部者寸關尺也九候者浮中沈也呼出心與肺吸入腎與肝呼吸之間脾也其脈在中浮者陽也心肺俱浮浮而大散

濇音色

數音縮

者心也浮而短濇者肺也沈者陰也肝腎俱沈牢而長者肝也按之濡舉指來實者腎也脾者中州故其脈在中是陰陽之法也春脈弦夏脈鉤秋脈毛冬脈石四時皆以胃氣為本四時之變病死生之要會也數者腑也遲者臟也諸陽為熱諸陰為寒數則為熱遲則為寒浮者陽也滑者陽也長者陽也沈者陰也短者陰也濇者陰也各以其經所在名病順逆也

○審治處方

寒者熱之熱者寒之微者逆之甚者從之堅者削之客者除之勞者溫之結者散之留者攻之燥者濡之急者緩之散者收之損者益之逸者行之驚者平之逆者正治從者反治熱因寒用寒因熱用塞因塞用通因通用其始則同其終則異可使破積可使潰堅可使氣和可使必已病在下取之上病在上取之下病在中旁取之

氣味陰陽

積陽為天積陰為地陽為氣陰為味陰味出下竅陽氣出

上竅清陽發腠理濁陰走五臟清陽實四肢濁陰歸六腑味厚者為陰薄者為陰中之陽氣厚者為陽薄者為陽中之陰味厚則泄薄則通氣薄則發泄厚則發熱辛甘發散為陽酸苦涌泄為陰鹹味涌泄為陰淡味滲洩為陽六者或收或散或緩或急或潤或燥或耎或堅所以利而行之調其氣使平也

涌音癰

○性味宜忌

肝欲散急食辛以散之用辛補之酸瀉之心欲耎急食鹹

以耎之用鹹補之甘瀉之脾欲緩急食甘以緩之用苦瀉
之甘補之肺欲收急食酸以收之用酸補之辛瀉之腎欲
堅急食鹹以堅之用苦補之鹹瀉之辛走氣氣病毋多食
辛鹹走血血病毋多食鹹苦走骨骨病毋多食苦甘走肉
肉病毋多食甘酸走筋筋病毋多食酸

○七方十劑

大方小方緩方急方奇方偶方複方補可扶弱重可鎮怯
輕可去實宣可去壅通可行滯洩可去閉滑可去著澀可

奇音雞
峻音郤
澀音色

固脫。溼可潤燥。燥可去溼。寒能勝熱。熱可制寒。

手太陽小腸	足太陽膀胱	手太陰肺	足太陰脾
手陽明大腸	足陽明胃	手少陰心	足少陰腎
手少陽三焦	足少陽膽	手厥陰心包絡	足厥陰肝

圖注運氣心法脉訣不分卷

〔清〕斐卿輯録

稿本

圖注運氣心法脉訣不分卷

本書係中醫運氣類著作與脉學類著作合抄而成之書。全書分爲兩個部分，前半部分爲吴謙（一六八九—一七四八，字六吉，安徽歙县人，清代宫廷御醫，乾隆時爲太醫院院判）等御醫所撰之《醫宗金鑒·運氣心法要訣》，後半部分爲張世賢（字天成，號静齋，明代醫家）注王叔和的《圖注脉訣辨真》。二書均運用圖注并輔以歌括的方法，注釋中醫學中較爲深湛抽象的理論知識，使之更加形象生動地呈現給學人，這是其特色。清人斐卿（生平不詳）將二書合輯，雖未有發揮，但就其選輯目的而言亦足以説明他對『圖注』這一撰著方式的肯定，且該書謄抄精善，繪圖精美，對於研習中醫理論具有參考價值。

圖注運氣心法要決

上黨氏燮卿手錄

堯階藏本

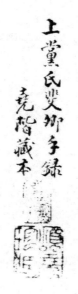

圖註運氣心法脈訣目錄

心脈見於三部詩
肝藏詩
肝脈詩
左手中指肝脈詩
腎藏察色絶死詩
腎脈見於三部詩
肺藏詩
肺脈詩
右手寸口肺脈詩
脾藏察色絶死詩
脾脈見於三部詩
客氣火化主病詩

左手寸口心脈詩
肝藏察色絶死詩
肝脈見於三部詩
腎藏詩
腎脈詩
左手尺部腎脈詩
肺藏察色絶死詩
肺脈見於三部詩
脾藏詩
脾脈詩
右手中指脾脈詩
運氣為病詩

犀角地黃湯
桃仁承氣湯
大承氣湯
加減小柴胡湯
藿香半夏散
調胃承氣湯
八味湯
黃連瀉心湯
大柴胡湯
桂枝芍藥湯
調中湯
八裹脉方

抵當丸
加減大柴胡湯
半夏湯
附子四逆湯
涼膈散
术附湯
附子理中丸
小承氣湯
芍藥湯
連翹湯
澤瀉散

香芎湯
補肺散
二氣丹
半夏丸
黃芪丸
加味羌活湯
溫白丸
滋陰大補丸
溫種湯
蓽澄茄散
六味地黃丸
桂枝加附子丸

當歸芍藥湯
勻氣散
加減八物湯
加味橘皮半夏湯
枳朮湯
七氣湯
桂枝加乾姜湯
加味桔梗湯
五補丸
導赤散
朮附湯
附子理中丸

升麻湯
三脘寬中散
加味四君子湯
平胃散
九道脉方
地骨皮散
加減小柴胡湯
八物湯

沉香丸
四白湯
四逆湯
温白丸
人參黃芪湯
茴香丸

十二經所属

足太陽膀胱　足少陰属腎　腎虚則口鹹
手太陽小腸　手少陰属心　心虚則口苦
手陽明大腸　足厥陰属肝　肝虚則口酸
手厥陰心包　足陽明属胃　胃虚則口淡
足少陽属胆　足太陰属脾　脾虚則口甘
手少陽三焦　手太陰属肺　肺虚則口辛

中風察形要訣

凡人風猝極為中者察其形而可知其中於何藏焉口開者為心絶手撒者為脾絶眼合者為肝絶遺尿者為腎絶鼻鼾者為肺絶治宜急服三生飲

三生飲　生南星一两　生川烏五錢　香附子五錢　木香二錢　人參一两

太極圖

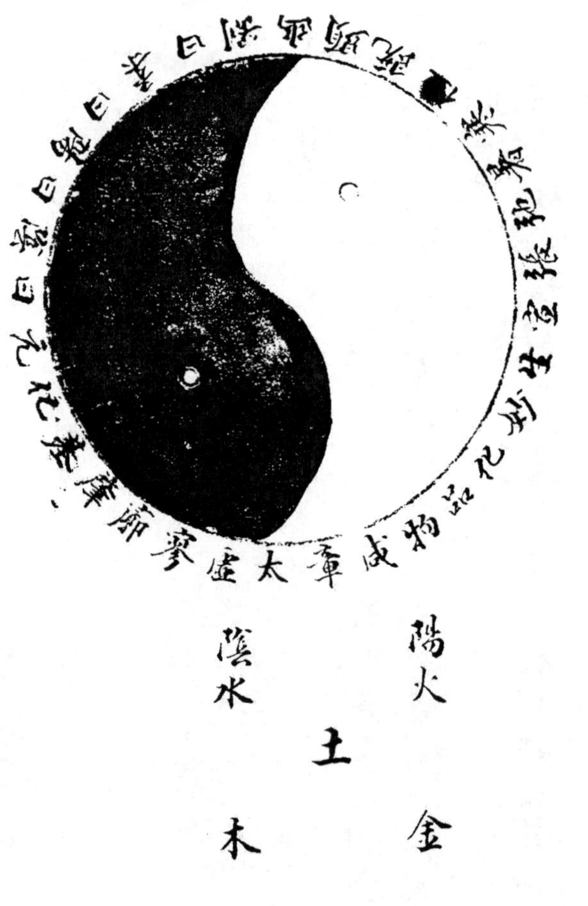

圖註運氣心法要訣

運氣要訣

經曰夫五運陰陽者天地之道也萬物之綱紀變化之父母生殺之本始神明之府也可不通乎又曰治不法天之紀地之理則災害至矣又曰不知年之所加氣之盛衰虛實之所起不可以為工矣由是觀之不知運氣而為醫欲其無失者鮮矣今將內經運氣要語編成詩訣使學者一覽即明其大綱旨要之所在後復徧求全經精義庶幾有得焉近世醫者每謂五運六氣與歲不應是未達天道之常變也但習醫者欲達常變之道當先識一定主客之理次審不定變化卒然之情然後知百千雜合之氣為病俱莫能逃天時地化之理也為醫者可不於運氣中加之意耶

太虛理氣天地陰陽論

無極太虛氣中理太極太虛理中氣乘氣動靜生陰陽陰陽之之分爲天地未有天地氣生形已有天地形寓氣從形究氣曰陰陽於氣觀理曰太極

太虛者太極也太極本無極故名曰太虛太者極其至大之謂也虛者空虛無物之謂也蓋極大極虛無聲無臭之中具有極大極至之理氣爲理氣未分而混沌者太虛也太虛曰無極者是主太虛流行之氣中主宰之理而言也太虛曰太極者是主太虛主宰之理中流行之氣而言也故周子曰無極而太極者亦是以極無而推極有也蓋極無中無是而非理極有中無是而非氣不以極無之理而推極有之氣何以知有是氣也不以極有之氣而推極無理何以知有是理也是

則可知理氣以其分殊而言之二也以其渾合而言之一也有是理則有是氣有是氣則有是理名雖有二其實則一也乘氣動靜生陰陽者謂太極乘氣之動而生陽乘氣之靜而生陰於周子曰太極動而生陽靜而生陰之謂然不以無極動而生陽靜而生陰而曰太極動而生陽靜而生陰者蓋以無極專主理言理無動靜故也太極專主氣言氣有動靜故也陰陽之分為天地者謂陰陽流行相生不已積陽之清者為天積陰之濁者為地故周子曰分陰分陽兩儀立焉未有天地氣生形者謂未有天地惟太虛中之一氣化生天地之形也已有天地形寓氣者謂已有天地而太虛之氣於已寓於天地之形也是天得之以資萬物之始地得之以資萬物之生也從形究氣曰陰陽者陰陽於理中流行之氣也於氣

觀理曰太極者太極於氣中主宰之理也故周子曰陰陽一太極者是指氣之極者而言也太極本無極者是指理之極者而言也

吳澄曰太極無動靜動靜者氣機也是以太極專主理言也朱子曰太極有動靜是天命之流行也是以太極兼主氣言也又曰太極者本然之妙也動靜者所乘之機也本然之妙於太極指其本然主宰是動是靜之妙之理也所乘之機於動靜指其天命流行乘動乘靜之機之氣也當依朱子為是

天元紀大論曰太虛寥廓肇基化元萬物資始五運終天布氣真靈總統坤元九星懸朗七曜周旋曰陰曰陽曰柔曰剛幽顯既位寒暑弛張宣生妙化品物咸章

客氣司天在泉間氣圖

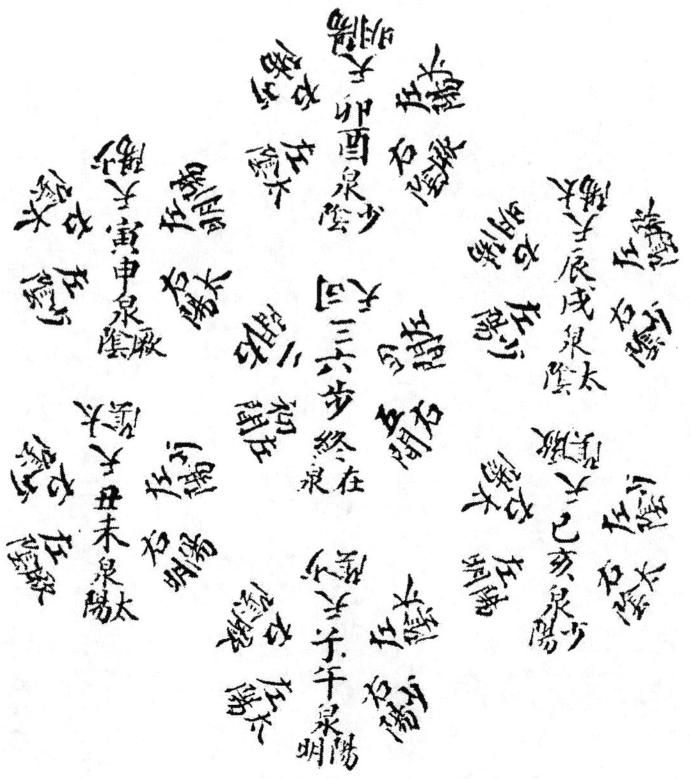
卯酉泉少陰
辰戌泉太陰
巳亥泉少陽
子午泉陽明
丑未泉太陽
寅申泉厥陰

客氣司天在泉間氣辨

子午少陰君火天陽明燥金應在泉丑未太陰太陽治寅申少陽厥陰聯卯酉却與子午倒辰戌巳亥亦皆然每歲天泉四間氣上下分統各半年

天干起運地支起氣此言地之陰陽正化對化加臨主氣六位之客氣也如午子之歲少陰君火治之起司天也陽明燥金在下起在泉也氣由下而升上故以在下之陽明起之陽明二陽二陽生三陽三陽太陽也故太陽寒水為客初氣到地之左間也三陽陽極生一陰一陰厥陰也故厥陰為客二氣到天之右間也一陰生二陰二陰少陰也故少陰為客三氣到司天之氣也二陰生三陰三陰太陰也故太陰為客四氣到天之左間也三陰陰極生一陽一陽少陽也故少陽為

客五氣於地之右間也一陽生二陽二陽陽明也故陽明為客六氣於在泉之氣也丑未寅申之歲皆倣此法起之卯酉却與子午倒換辰戌却與丑未倒換巳亥却與寅申倒換謂卯酉之歲陽明燥金司天少陰君火在泉辰戌之歲太陽寒水司天太陰濕土在泉巳亥之歲厥陰風木司天少陽相火在泉彼此倒換也每歲司天在泉左右四間氣者於六氣分統上下半年也司天統主上半年在泉統主下半年以一氣司天一氣在泉餘四氣一為司天左間一為司天右間一為在泉左間一為在泉右間司左司右是謂間氣

六氣勝復訣

邪氣有勝必有復勝病將除復病萌復已又勝衰乃止有無微甚若權衡時有常位氣無必勝在天三復地終主客有勝而無

復主勝客逆客勝從

六氣有勝必有復陰陽循環之道也勝病將除復病乃萌邪正進退之機也勝已而復復已又勝本無常數必待彼此氣衰乃止自然之理也有勝則復無勝則否勝微復微勝甚復甚尤權衡之不相過也然勝復之動時雖有常位而氣無必也氣無必者謂應勝之年而無勝也時有常位者謂勝之時在前司天天位主之自初氣以至三氣此為勝之常也復之時在後在泉地位主之自四氣以至終氣此為復之常也所謂六氣互相勝復也若以六氣主客則有勝而無復也有勝無復者以客行天令時去則已主守其位順承天命也主勝客則違天之命而氣化不行故為逆客勝主則上臨天奉而政令乃在故為從也

南政年脈不應圖

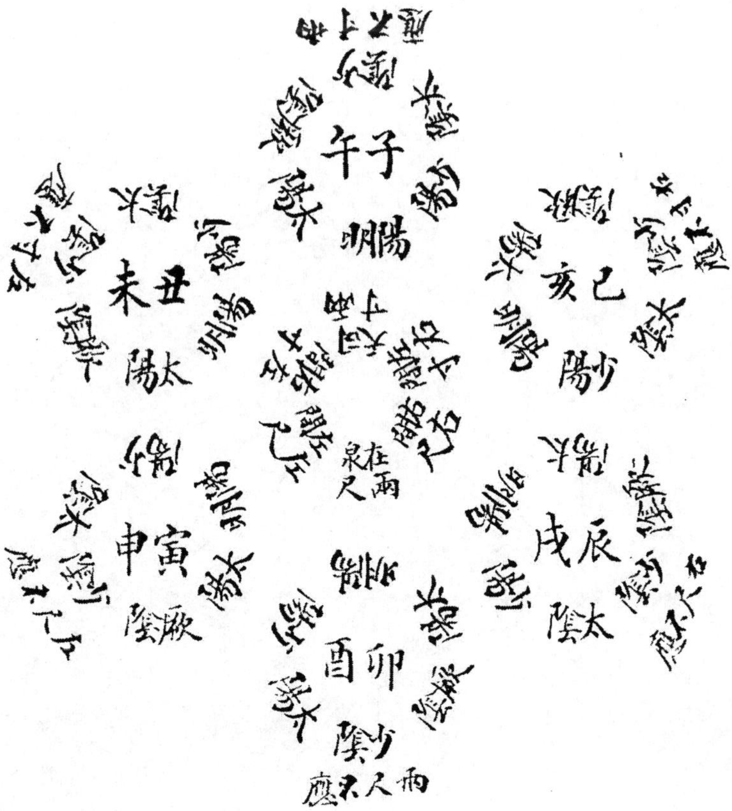

北政年脈不應圖

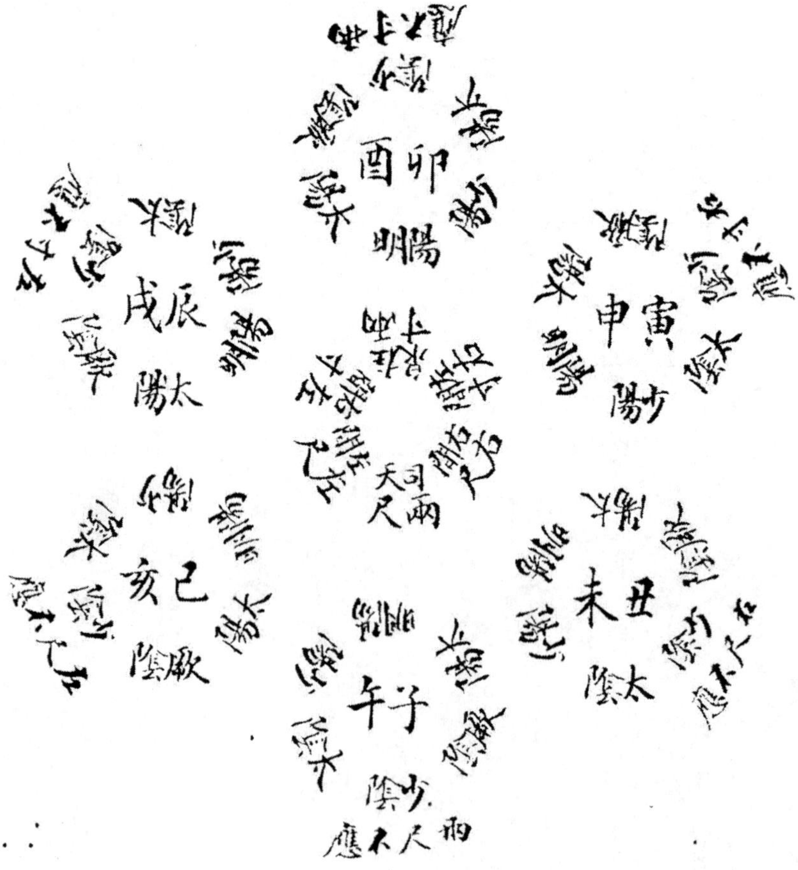

南政北政圖

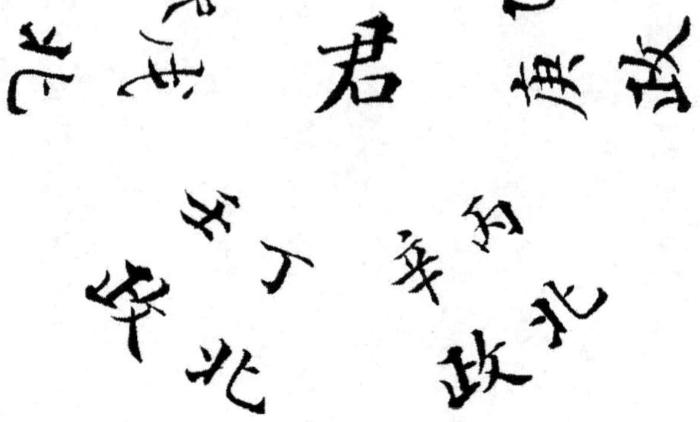

南北二政年脉不應論

天地之氣行南北甲己一運南政年其餘四政俱為北少陰隨在不應占北政反診候不應姑存經義待賢參從違非失分微甚尺反陰陽交命難

天地之氣謂三陰三陽也司天在泉謂左間右間之客氣也客氣行南政之歲謂之南政行北政之歲謂之北政南政之歲只甲己一運其餘乙庚丙辛丁壬戊癸四運俱為北政之年也少陰隨在不應者謂少陰君火客氣運在司天在泉左間右間加臨之位主占其脉不應於占（診）也應於診者於經曰少陰之至其（脈）鉤不應者謂脉不鉤也南政之年少陰司天則主占兩寸不應在泉則主占兩尺不應厥陰司天其天左間則少陰主占右寸不應太陰司天其天右間則少陰主占右

寸不應太陰司天其天右間則少陰主占左寸不應厥陰在泉其泉左間則少陰主占左尺不應太陰在泉其泉右間則少陰主占右尺不應此所在客氣少陰之位也北政之年則反診候其不應所在客氣陽明之位如少陰司天則主占兩尺不應在泉則主占兩寸不應厥陰司天其天左間則少陰主占左尺不應太陰司天其天右間則少陰主占右尺不應厥陰在泉其泉左間則少陰主占右寸不應太陰在泉其泉右間則少陰主占左寸不應並南政十二年北政四十八年其南政候以正診北政候以反診應與不應之理熟玩經文殊屬難解姑存經義以待後之賢者參詳可也不應之部不應者為得其氣而和也不應之部反應者為逆其氣而病也應左而右應右而左者則為非其位應上而下應下而上者

則爲失其位皆主病也而有微甚之别甚者於尺寸反陰陽交也謂少陰之脈當寸不應反見於尺當尺不應反見於寸是謂尺寸反子午卯酉年有之少陰之脈當左不應反見於右當右不應反見於左是爲陰陽交辰戌丑未寅申巳亥年有之皆主死脈故曰命難也

五運合臟腑十二經絡圖

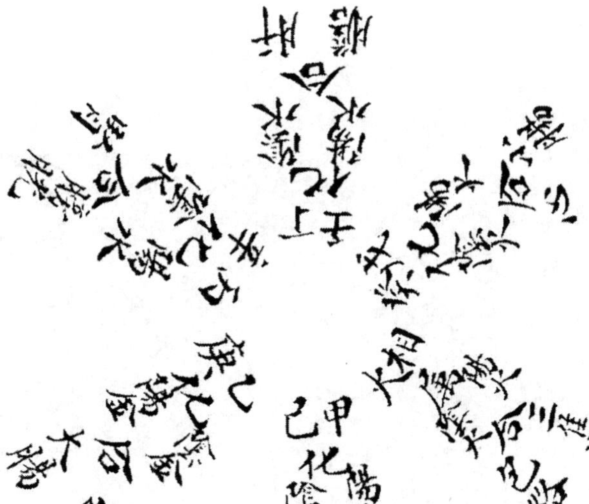

六氣合臟腑十二經絡圖

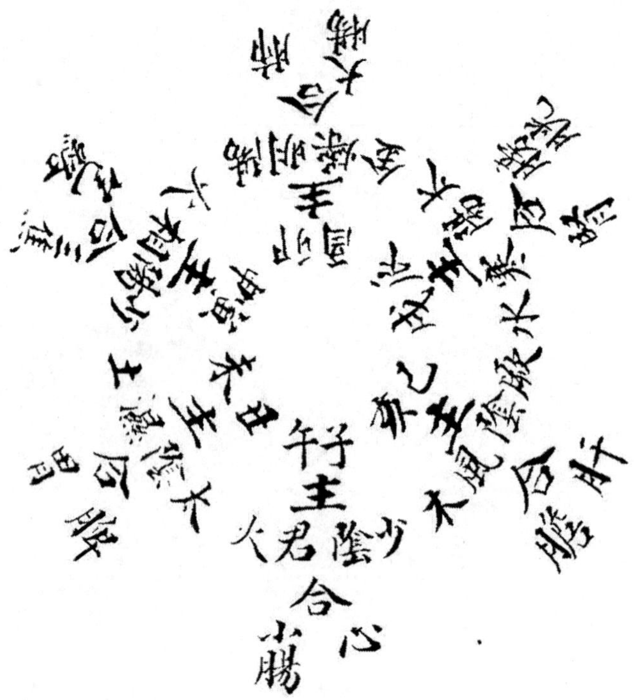

運氣合藏府十二經絡詩

醫明陰陽五行理始曉天時民病情五運五行五氣化六氣天地陰陽生火分君相氣熱暑為合人之藏府經天干起運地支氣天五地六節制成

習醫業者必明天地陰陽五行之理始曉天時之和不和民之生病之情由也人皆知五運化自五行五質五氣也而不知六氣化自天地陰陽六質六氣也六質者何經曰木火土金水火地之陰陽也生長化收藏下應之也六氣者何經曰風暑濕燥寒火天之陰陽也三陰三陽上奉之也是以在地之火分君火相火在天之氣分為熱氣暑氣為合人之五藏六府包絡十二經也天干陰陽合而為五故主五運甲化陽土合人之胃己化陰土合人之脾乙化陰金合人之肺庚化

陽金合人大腸丙化陽水合人膀胱辛化陰水合人之腎丁化陰木合人之肝壬化陽木合人之膽戊化陽火合人小腸癸化陰火合人之心君火屬陽柔合人三焦相火屬陰柔合人包絡此天干合人之五藏六府十二經也地支陰陽合而為六故主六氣子午主少陰君火合人心與小腸丑未主太陰濕土合人之脾與胃寅申主少陽相火合人三焦包絡卯酉主陽明燥合人之肺與大腸辰戌主太陽寒水合人膀胱與腎巳亥主厥陰風木合人之肝與膽此地支合人之五藏六府十二經也天數五而五陰五陽故為十干地數六而六陰六陽故為十二支天干之五必得地支之六以為節地支之六必得天干之五以為制而後六甲成歲氣備故一歲中運以七十二日五位分主之六氣以六十日六步分主之也

十二經天干訣

甲膽乙肝丙小腸丁心戊胃己脾鄉庚屬大腸辛屬肺壬屬膀胱癸腎藏三焦亦向壬中寄包絡同歸入癸方

此以方位言天干所屬配合藏府歲歲之常也今以五運言天干所配合藏府年年之變所以不同也

十二經地支訣

肺寅大卯胃辰宮脾巳心午小未中申胱酉腎心包戌亥焦子膽丑肝通

此以流行言地支所屬配合藏府日日之常也今以六氣言地支所配合藏府年年之變所以不同也

五運鬱極乃發訣

火土金鬱待時發水隨火後木無恒水發雹雪土飄驟木發毀

金折清明火發曛昧有多少微者病已甚無極刑木達火發金鬱
泄土奪水折治之平
五鬱之發各有其時火鬱待三氣火時而發土鬱待四氣土
時而發金鬱待五氣金時而發此各待旺時而發也水鬱不
待終氣水時每發於三氣三氣二火時也以水陰性陰見陽
初退於進乘之故不待水旺而發也木鬱之發無一定之時
者以木生風善行數變其氣無常故木發無恆時也五發之
時既已審矣並五發徵兆五氣微甚天時民病不可不知也
水發之徵微者為寒甚者為雹雪雹雪寒甚也土發之徵微
者為溼甚者飄驟飄驟暴風雨也木發之徵微者為風甚者
為毀折毀折摧拔也金發之徵微者為燥甚者為清明清明
冷肅也火發之徵微者為熱甚者曛昧曛昧昏翳也多少者

謂太過不及也不及者病微太過者病甚微甚之辨於此太過不及之謂微者病己謂本經自病也甚者兼刑謂兼我刑刑我者同病也我刑謂我剋者也刑我謂剋我者也木達謂木鬱達之達者條達舒暢之義也凡木鬱之病風爲清斂也宜以辛散之疏之以甘調之緩之以苦涌之平之但使木氣調達舒暢所治木鬱之法也火發謂火鬱發之發者發揚解散之義也凡火鬱之病爲寒束也宜以辛溫發之以辛甘揚之以辛涼解之但使火氣發揚解散所治火鬱之法也金泄謂金鬱泄之泄者宣泄疏降之義也凡金鬱之病燥爲火困也宜以辛宣之疏之潤之以苦泄之降之清之但使金氣宣泄疏降所治金鬱之法也水折謂水鬱折之折者逐導滲通之義也凡水鬱之病爲濕瘀也宜以辛苦逐之導之以辛淡滲之通之但使水

氣流通不蓄此治水鬱之法也土奪謂土鬱奪之奪者汗吐下利之義也凡土鬱之病濕為風阻也在外者汗之在內者攻之在上者吐之在下利之但使土氣不致壅阻此治土鬱之法也

五運節令圖

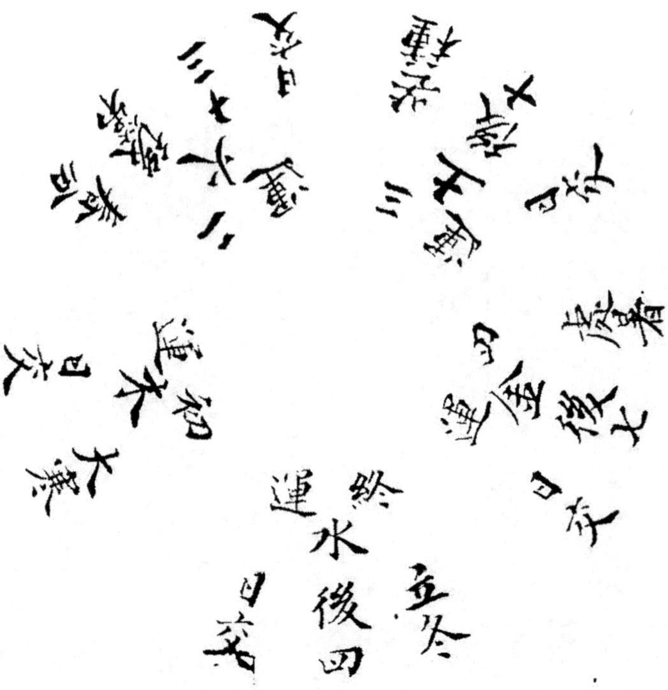
初運木
大寒日交
二運火
春分後十三日交
三運土
芒種後十日交
四運金
處暑後七日交
終運水
立冬後四日交

六氣節令圖

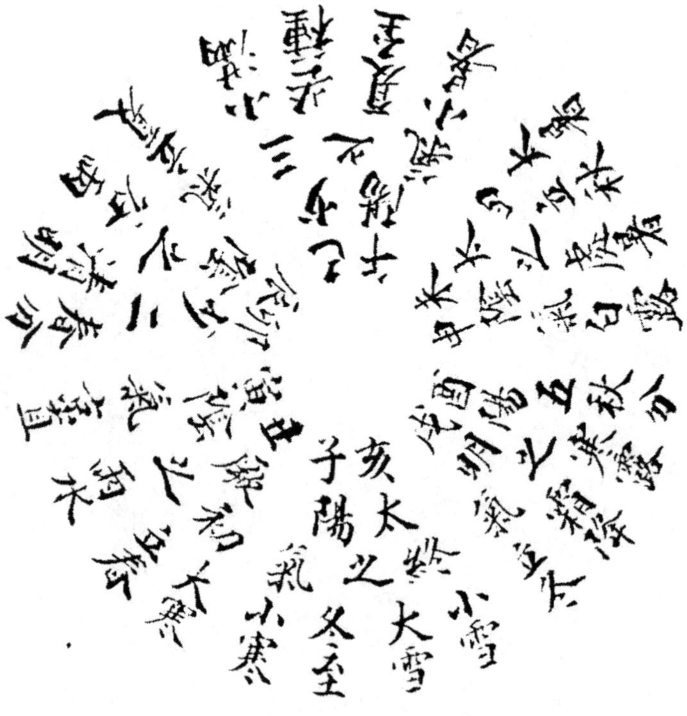

運氣分主節令謌

大立雨驚春清穀立滿芒夏小大暑立處白秋寒霜立小大冬小從頭數初大二春十三日三運芒種十日甫四運處暑後七日五運立冬四日主

運五運也主四時也以五為制謂以二十四氣主四時分之為五運之五位也氣六氣也主六步天以六為節謂以二十四氣分為六氣之六步也二十四氣從大寒立春雨水驚蟄主初之氣也春分清明穀雨立夏主二之氣也小滿芒種夏至小暑主三之氣也大暑立秋處暑白露主四之氣也秋分寒露霜降立冬主五之氣也小雪大雪冬至小寒主終之氣也此主氣客氣分主六步之氣也大寒起至春分後十二日主初運也春分十三日起至芒種後九日主二運也芒種十

日起至處六暑日主三運也處暑七日起至立冬後三日主四運也立冬四日起至小寒末日主五運也此主運客運分主五位之運也凡五運六氣應時而至無太過無不及皆平氣也其應時而至或六氣大來或五運大甚或至非其時或猝然而至皆邪化失和不平之氣主害物病人也但看與何時之氣化與病同異則當消息其宜而主治也

關前爲陽名寸口

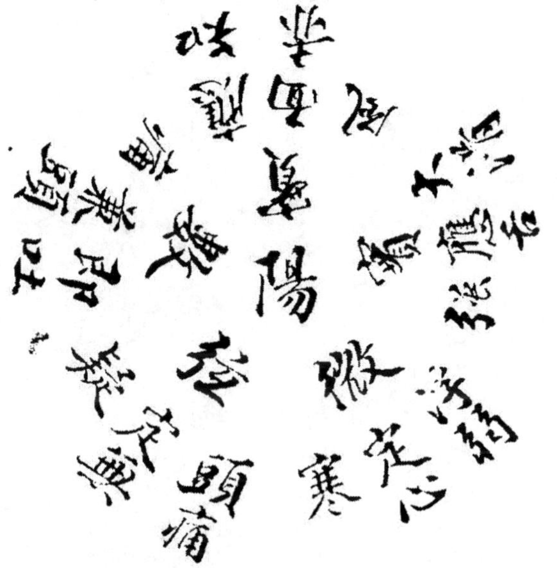

關前關後辨陰陽

關前關後關病脈之圖

關後爲陰直下取

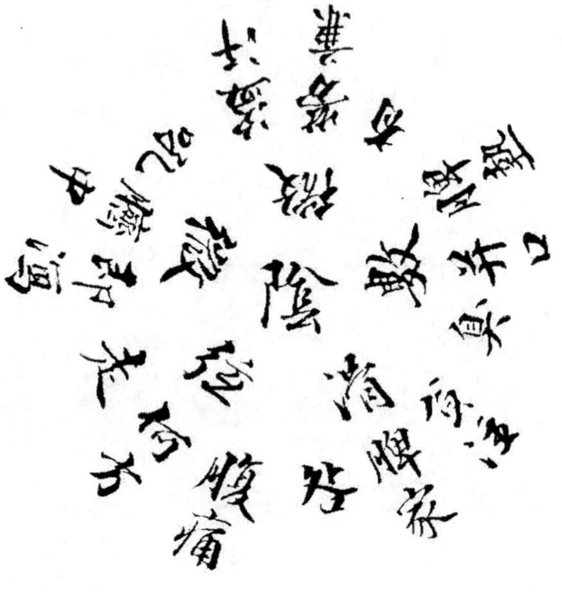

察病根源應不朽

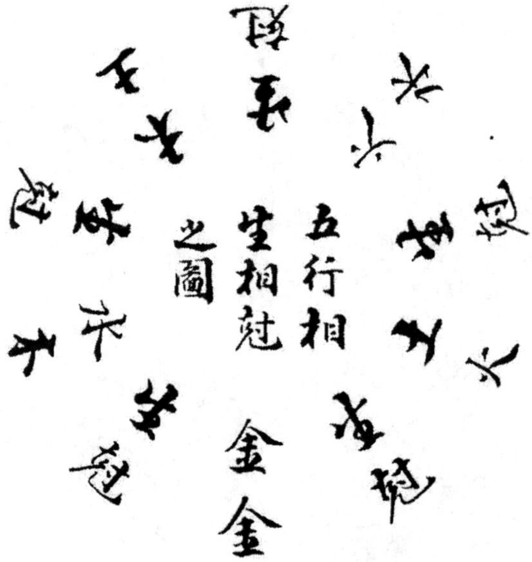
五行相生相尅之圖

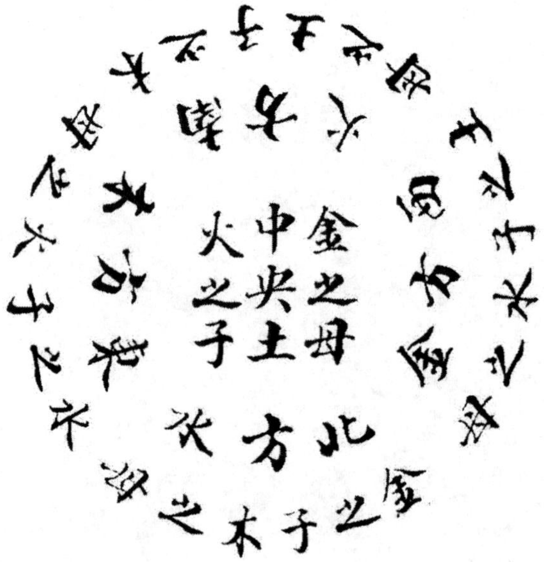
金之母
中央土
火之子

關前關後痛脈訣

西晉王叔和脈訣

關前爲陽名寸口，關後爲陰直下取

關前爲陽脈一陽脈得寸內九分而浮名爲寸口關後爲陰脈陰脈得尺內一寸而沉其取脈之法重按得之故曰直下取

陽弦頭痛定無疑，陰弦腹痛何方走

關前爲陽其脈九分而浮脈浮而弦風邪在表關後爲陰其脈一寸而沉脈沉而弦風邪在裏

陽數即吐兼頭痛，陰微即瀉臍中吼

陽脈浮而數邪熱在表在上陰脈沉而微寒邪在裏也

陽實應知面赤風，陰微盜汗勞兼有

陽脈實是心火旺火旺則熱熱則生風故知風熱在表在上陰脈沉微是陽氣不湊密寒邪在裏津液得以妄泄故寐而其汗自出寤則其汗即止矣

陽實大滑應舌強，陰數脾熱并口臭

陽脈浮實大且滑心火邪熱爲甚心氣通於舌故舌強陰脈沉數是脾藏有熱故口有臭氣也

陽微浮弱定心寒陰滑實注脾家咎

陽脈浮微表氣虛而心火衰陰脈沉滑寒邪在裏實則注泄而脾經有疾矣

關前關後辨陰陽察病根源應不朽

關前脈浮浮者陽也關後脈沉沉者陰也當關位之前後辨尺寸之陰陽浮者法於寸知病在表在上之根源也沉者法於尺知病在裏在下之根源也非止寸口猶浮尺脈猶沉尺寸俱有浮沉也知乎此察病之因豈有差忒者哉

行質氣生尅制化訣

天地陰陽生五行各一其質各一氣質具於地氣行天五行順布四時序木火土金水相生木土水火金尅制亢害承制制生化生生化化萬物重

天地既立而陰陽在天地之中陽動而變陰靜而合生五行也天一生水地六成之地二生火天七成之天三生木地八成之地四生金天九成之天五生土地十成之是五行各一

其質也東方生木木之氣風南方生火火之氣熱中央生土土之氣濕西方生金金之氣燥北方生水水之氣寒是五行名一其氣也在地曰木在天曰風在地曰火在天曰熱在地曰土在天曰濕在地曰金在天曰燥在地曰水在天曰寒是五行質具於地氣行於天也木位東方風氣布春火位南方熱氣布夏土位中央四維濕氣布長夏金位西方燥氣布秋水位北方寒氣布冬是五氣順布四時之序也木生火火生土土生金金生水水復生木是五行相生主生長萬物者也木尅土土尅水水尅火火尅金金尅木木復尅土是五行相尅主殺害萬物者也相尅則死相制則生木亢害土土亢害水水亢害火火亢害金金亢害木此尅其所勝者也盖我之所勝之子於我之所不勝者也我畏彼子出救母害不敢妄

腎者肝之母[illegible]
肝者[illegible]之[illegible]之子
心者[illegible]子
脾之肺[illegible]子
肺[illegible]之母[illegible]之子
五[illegible]
見子母承制之化

行承廼制制則生化則各恆其德而生化萬物無不具也假如木亢太過土受害矣是我勝其我之所勝者也土之子金承而制焉則我畏我之所不勝自然承受廼制制則生化矣火亢太過金受制矣金之子水承而制焉土亢太過水受制矣水之子木承而制焉金亢太過木受制矣木之子火承而制焉水亢太過火受制矣火之子土承而制焉五行皆若此也此所以相生而不害相制而不剋而生生化化萬物立命之道只在於是矣

六十年運氣上下相臨圖

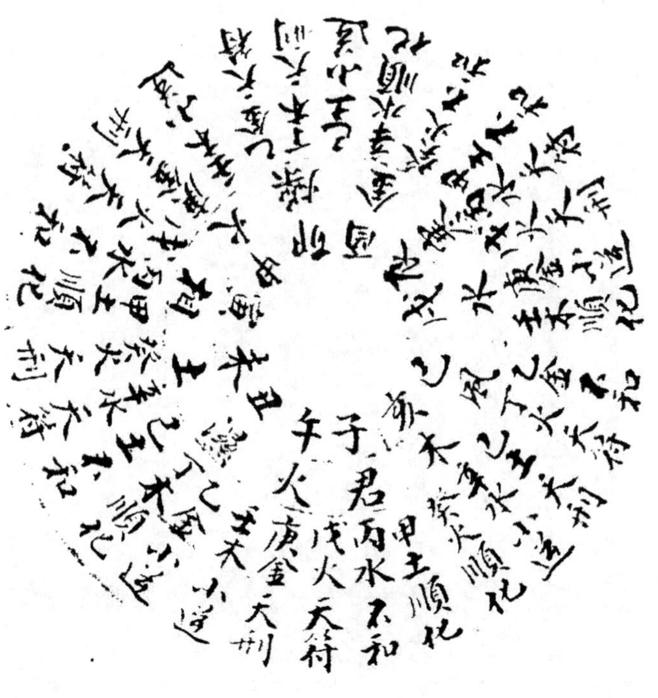

六十年運氣上下相臨訣

客運中運主一歲客氣天泉主半年氣生中運曰順化運被氣尅天刑言運主天氣乃小逆運尅司天不和懸氣運相同天符歲零有天符歲會參

客運之初運所統主一歲之中運也經曰甲己之歲土運統之是也客氣司天之三氣六氣所統主上半年在泉統主下半年之氣也經曰歲半以前司天主之歲半以後在泉主之是也六十年中運氣上下相臨遇則有相得不相得者也氣生中運者謂司天生中運也如癸巳癸亥木生火也甲子甲午甲寅甲申火生土也乙丑乙未土生金也辛卯辛酉金生水也壬辰壬戌水生木也六十年中有此十二年天氣生運以上生下故名順化為相得之歲也運被氣尅者謂司天尅

中運也如己巳己亥木剋土也辛丑辛未土剋水也戊辰戊戌水剋火也庚子庚午庚寅庚申火剋金也丁卯丁酉金剋木也六十年中有此十二年天氣剋運以上剋下故名天刑為不相得之歲也運生天氣者謂中運生司天也如癸丑癸未火生土也壬子壬午壬寅壬申木生火也辛巳辛亥水生木也庚辰庚戌金生水也己卯己酉土生金也六十年中有此十二年運生天氣以下生上雖曰相生然子居母位故為小逆而主微病也運剋司天者謂中運剋司天也如乙巳乙亥金剋木也丙子丙午丙寅丙申水剋火也丁丑丁未木剋土也癸卯癸酉火剋金也甲辰甲戌土剋水也六十年中有此十二年運剋天氣以下剋上故為不和亦為不相得而主病甚也氣運相同者如運氣皆木丁巳丁亥是也運氣皆火

戊子戊午戊寅戊申是也運氣皆土己丑己未是也運氣皆金乙卯乙酉是也運氣皆水丙辰丙戌是也六十年中有此十二年運氣相同皆天符也雖曰同氣不無偏勝亢害焉

天符圖

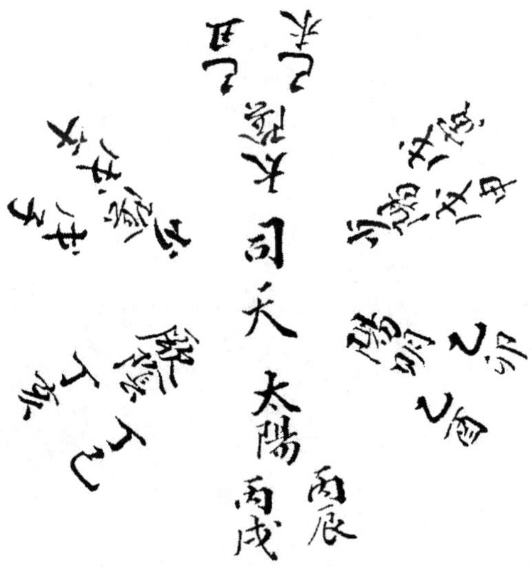

天符者中運與司天相符也如丁年木運上見厥陰風木司天乃丁巳之類共十二年

太乙天符者如戊午年以火運火支又見少陰君火司天三合為治也共四年

歲會圖

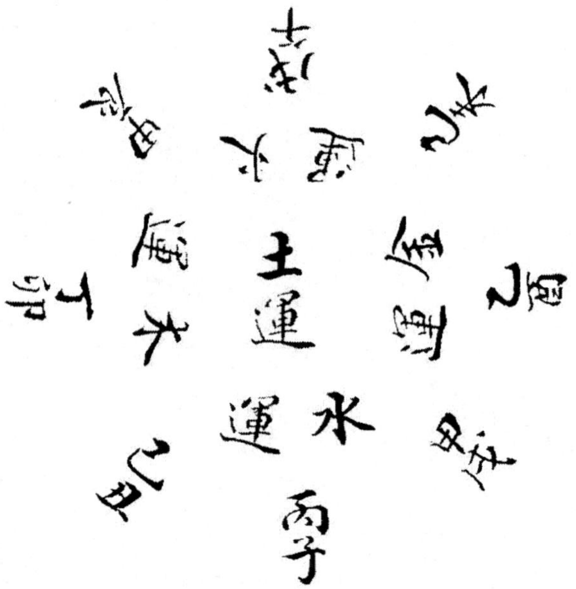

歲會者中運與年支同其氣化也如木運臨卯火運臨午之類是也共八年

同天符同歲會圖

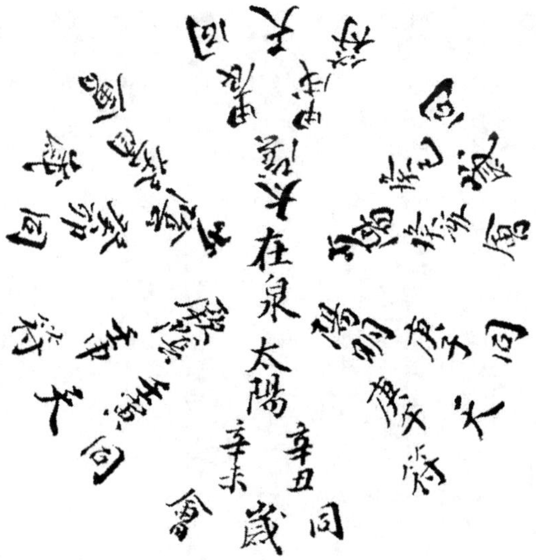

同天符同歲會者中運與在泉合其氣化也陽年曰同天符陰年曰同歲會如甲辰年陽土運而太陰在泉則為同天符癸卯年陰火運而少陰在泉則為同歲會共十二年

天符歲會同天符同歲會辯

天符中運同天氣歲會本運臨本支四正四維共歲會太乙天符符會俱同天符與同歲會泉同中運所同司陰歲名曰同歲會陽年同天符所知

天符者謂中運與司天之氣同一氣也如木運木司天丁巳丁亥也火運火司天戊子戊午戊寅戊申也土運土司天己丑己未也金運金司天乙卯乙酉也水運水司天丙辰丙戌也共十二年歲會者謂木運臨木支之位也如木運臨卯丁卯年也火運臨午戊午年也金運臨酉乙酉年也水運臨子丙子年也此是四正土運臨四季甲辰甲戌己丑己未也此是四維共八年太乙天符者謂天符之年又是歲會是天氣運氣歲支三者俱會也如己丑己未中運之土與司天土同

氣又土運臨丑未也乙酉中運之金與司天金同氣又金運臨酉也戊午中運之火與司天火同氣又火運臨午也共四年同天符同會歲者謂在泉之氣與中運之氣同一氣也以陽年名曰同天符如木運木在泉壬寅壬申也土運土在泉甲辰甲戌也金運金在泉庚子庚午也以陰年名曰同歲會如水運水在泉辛丑辛未也火運火在泉癸卯癸酉癸巳癸亥也共十二年此氣運符會之不同不可不知也若天符十二年太乙天符四年歲會八年同天符六年同歲會六年並太乙天符四年已在天符十二年中矣歲會八年亦有四年在天符中矣合而言之六十年中只得二十八年也

執法行令貴人謂

天符執法犯司天歲會行令犯在泉太乙貴人犯天地速危[illegible]

持暴死占二火相臨雖相得然有君臣順逆嫌順則病遠其害小逆則病危害速纏

邪之中人在天符之年名曰中執法是犯司天天氣天陽也陽性速故其病速而危也邪之中人在歲會之年名曰中行令是犯在泉地氣地陰也陰性徐故其病徐而持也邪之中人在太乙天符之年名曰中貴人是犯司天在泉之氣天地之氣俱犯故其病暴而死也二火君火相火也雖同氣相得然有君臣順逆之嫌不可不知也君火君也相火臣也二火相臨謂司天加臨中運六步客主加臨君火在上相火在下為君臨臣則順順則病遠其害小也相火在上君火在下為臣犯君則逆逆則病近其害速也

主運圖

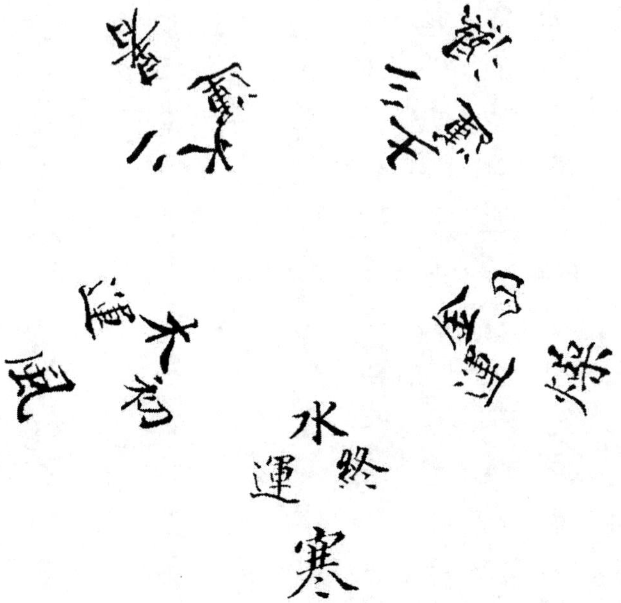

主運訣

五運五行御五位五氣相生順令行此是常令年不易亦有相得或逆從運有太過不及理人有虛實寒熱倘天時不和萬物病民病令人藏府生

主運者主運行四時之常令也五行者木火土金水也五位者東南中西北也五氣者寒暑燥濕風也木御東方風氣順布春令是初之運也火御南方暑氣順布夏令是二之運也土御中央四維濕氣順布長夏之令是三之運也金御西方燥氣順布秋令是四之運也水御北方寒氣順布冬令是五之運也此是天以五行制分五方主五運五氣相生四時常令年年相似而不易者也亦其中之氣化有相得或不相得或從天氣或逆天氣或從天氣而逆地氣或逆天氣而逆地

氣故運有太過不及四時不和之理人有藏府經絡虛實寒熱不同之情始感外邪令化而生病也天時不和萬物皆病而為民病者亦必因其藏府不和而生也

五行主運為病詩

木德溫和政舒啟其令宣發化生榮其變烈風雲物飛其災摧拔隕落零

木主春故其德溫暖柔和也春氣發故其政舒展用啟也春氣升故令宣發也春主生故其化生榮也春主風故其變烈風而雲物飛揚此風之勝也風勝不已則為摧折拔隕散落飄零之災也

土德溽蒸政安靜其令雲雨其化豐盈其變陰埃震驟注其災霖雨岸堤崩

土主長夏其德溽暑蒸熱也土主靜故其政安靜也長夏氣濕故其令雲雨也土氣厚故其化萬物豐備也長夏主濕故其變陰晦煙埃震雷驟注暴雨此濕之勝也土勝不已則為久霖淫雨潰岸崩堤之災也

金德清潔政勁切其化緊斂令露膏其變肅殺霜降早其災蒼乳草木凋

金主秋故其德清涼淨潔也秋氣肅故其政肅勁齊切也秋主收故其化緊收斂縮也秋主露故其令露濕萬物也秋主燥故其變肅寒早霜殺物此燥之勝也金勝不已則為蒼枯草木凋零之災也

水德淒涼政堅肅其化清謐其令寒其變凓冽寒太甚其災冰雹霜雪連

水主冬故其德淒滄而寒也冬氣固故其政堅凝肅勁也冬主藏故其化清冷靜謐冬主寒故其變凛冽寒氣太盛此寒之勝也水勝不已則爲冰雪霜雹之災也

火德彰顯化蕃茂其令爲熱政曜明其變炎烈水泉涸其災焦灼萎枯形

火主夏故其德彰著昭顯也夏主長故其化蕃蔚茂盛也夏陽盛故其令熱也夏陽外故其政光明顯曜也夏主熱故其變炎光赫烈而水泉乾涸此熱之勝也火勝不已則爲萬物焦灼草萎木枯之災也

主氣圖

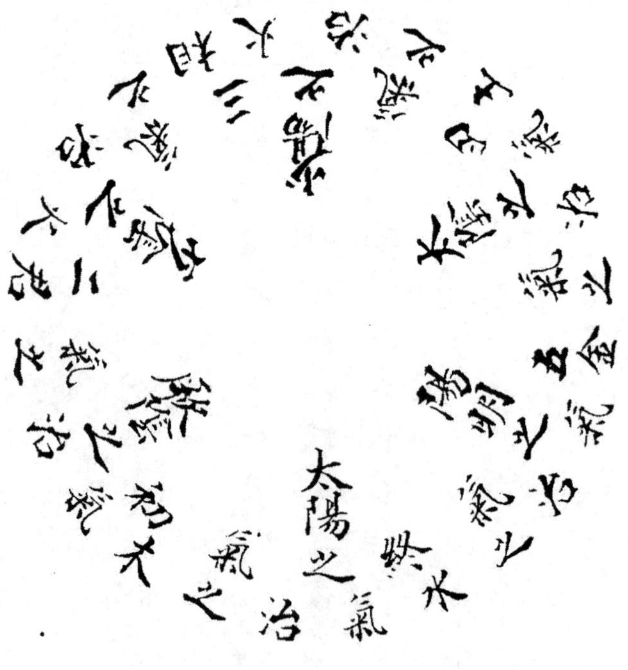

主氣訣

主氣六位同主運顯明之右君位知退行一步相火治復行一步土治之復行一步金氣治復行一步水治之復行一步木氣治復行一步君治之

主氣者厥陰風木主春初之氣也少陰君火主夏二之氣也少陽相火主盛夏三之氣也太陰溼土主長夏四之氣也陽明燥金主秋五之氣也太陽寒水主冬六之氣也此是地以六為節分六位主之六氣相生同主運五氣相生四時之常令也顯明者正南之位當君位也而君火不在位治之故退位於次以相火代君火司化則當知內經云少陰不司氣化之義也正南客氣司天之位也司天之右天之右間位也在主氣為二之氣位是少陰君火之位主行夏令之氣也故曰

顯明之右君火之位也君火之右退行一步乃客氣司天之位也在主氣爲三之氣位是少陽相火之位主行盛夏之令之氣也不曰復行而曰退行者以臣對君之面承命司化不敢供行故曰退行一步者復行一步也復行一步土氣治之乃客氣司天之左間位也在主氣爲四之氣位是太陰濕土之位主行長夏之令之氣也復行一步金氣治之乃客氣地之右間位也在主氣爲五之氣位是陽明燥金之位主行秋令之氣也復行一步水氣治之乃客氣在泉之位也在主氣爲六之氣位是太陽寒水之位主行冬令之氣也復行一步木氣治之乃客氣地之左間位也在主氣爲初之氣位是厥陰風木之位主行春令之氣也復行一步君火治之於前君火之位治之也

主氣太過為病詩

風氣大行太過木脾土受邪苦腸鳴飧泄食減腹支滿體重煩冤抑氣升雲物飛揚草木動搖落木勝被金乘甚則善怒顛眩胃脇痛吐甚胃絕傾此屬衝陽脈也其脈在足背上經曰衝陽絕死不治

歲木太過六壬年也歲土不及六己年也木太過則恃強乘土土不及則母弱而金衰無以制木而木亦乘土故木氣盛則風氣大行為木太過之化在人則脾土受邪為病苦腸鳴飧泄食少腹滿體重煩冤煩冤者謂中氣抑鬱不伸故也在天則有雲物飛揚之變在地則有草木動搖之化木勝而己而必衰衰則反被金乘有凋隕搖落之復也故更見善怒顛疾眩胃脇痛吐甚之肝脾病也胃絕傾者謂胃土絕也衝陽之脈絕而不至是為脾絕故主命傾也

經曰　脾土受邪治當平木以補脾

暑氣火行太過火肺金受邪喘咳病氣少血失及病瘧注下咽乾中熱多燔焫物焦水泉涸冰雨寒霜水復過甚則譫狂胸背痛太淵脈絕命難瘥（太淵在腋下三寸臂臑內廉動脈非天府脈也經曰天府絕死不治）

歲火太過六戊年也歲金不及六乙年也火太過則火恃勢乘金金不及則母弱而水衰無以制火而火亦乘金故火氣盛則暑熱火行為火太過之化在人則肺金受邪其為病喘而咳嗽氣少不足息血失而顏色憔悴瘧疾注下火瀉咽乾中熱也在天則有煩焫炎烈沸騰之變在地則有物焦槁水泉涸之化火勝不已而必衰衰則反被水乘有雨冰雹早霜寒之復也故更見譫語狂亂胸背痛之心肺病也太淵肺脈也肺金之脈絕而不出是為肺絕故主病難愈也

經曰肺金受邪治當降火以補肺

雨氣大行太過土腎水受邪腹中疼體重煩寃意不樂而溼河衍涸魚生風雨土崩鱗見陸腹滿溏瀉苦腸鳴足痿瘦痛並飲滿太谿腎絕命難存太谿足內踝後跟骨上動脈經曰太谿絕不治

歲土太過六甲年也歲水不及六辛年也土太過則土恃強而乘水水不及則母弱而水衰無以制土而土亦乘水故土氣盛則雨溼大行為土太過之化在人則腎水受邪其為病四肢冷厥腹中疼痛體重煩寃意不樂在天則有雨溼數至之變在地則有河衍涸澤生魚之化溼勝不已而必衰衰則反被木乘有風雨大至土崩鱗見於陸之復也故更見腹滿溏瀉腸鳴足痿瘦痛飲滿之脾胃病也太谿腎脈也腎水之脈絕而不至是為腎絕故曰命難存也

經曰腎水受邪治當除濕以補腎

燥氣大行太過金肝木受邪耳無聞脇下少腹目赤痛草木凋隕焦槁花甚則胸膺引背痛胠脇何能反側身喘咳氣逆益血溢太衝脈絶命難生（太衝足大指本節後二寸動脈 經曰太衝絶死不治）

歲金太過六庚年也歲木不及六丁年也金太過則金恃強而乘木木不及則母弱而火衰無以制金而金亦乘木故金氣盛則清燥大行為金太過之化在人則肝木受邪其為病耳聾無聞脇下痛少腹痛目眥赤痛也在天則有清燥肅殺之變在地則有草木凋隕之化燥勝不已而必衰衰則反被火乘有蒼乾焦槁之復也故更見胸膺引背胠脇疾痛不能轉側喘咳氣逆失血之肝肺病太衝肝脈也肝木之脈絶而不至是為肝絶故主命難生也

經曰肝木受邪治當清燥以補肝

寒氣大行太過水邪害心火熱心煩躁悸譫語心中痛天冰霜雪地裂堅埃霧濛鬱寒雨至甚則腫咳病中寒腹滿溏鳴食不化神门脉絶死何言神门手掌後鋭骨之端動脉經曰神门絶死不治

歲水太過六丙年也歲火不及六癸年也水太過則水恃强而乘火火不及則母弱而土衰無以制水而水亦乘火故水氣盛則寒氣大行為水太過之化在人則心火受邪其為病心燥驚悸譫語妄言心中熱痛也在天則有雨冰霜雪之變在地則有凍裂堅剛之化寒勝不已而火衰衰則反被土乘有埃霧濛鬱不散寒雨大至之復也故更見腫喘中寒腹滿溏瀉腸鳴飲食不化之脾病也神门心脉也心火之脉絶而不至是為心絶故曰死何言也

經曰心火受邪治當逐寒以補心

脈訣指掌圖

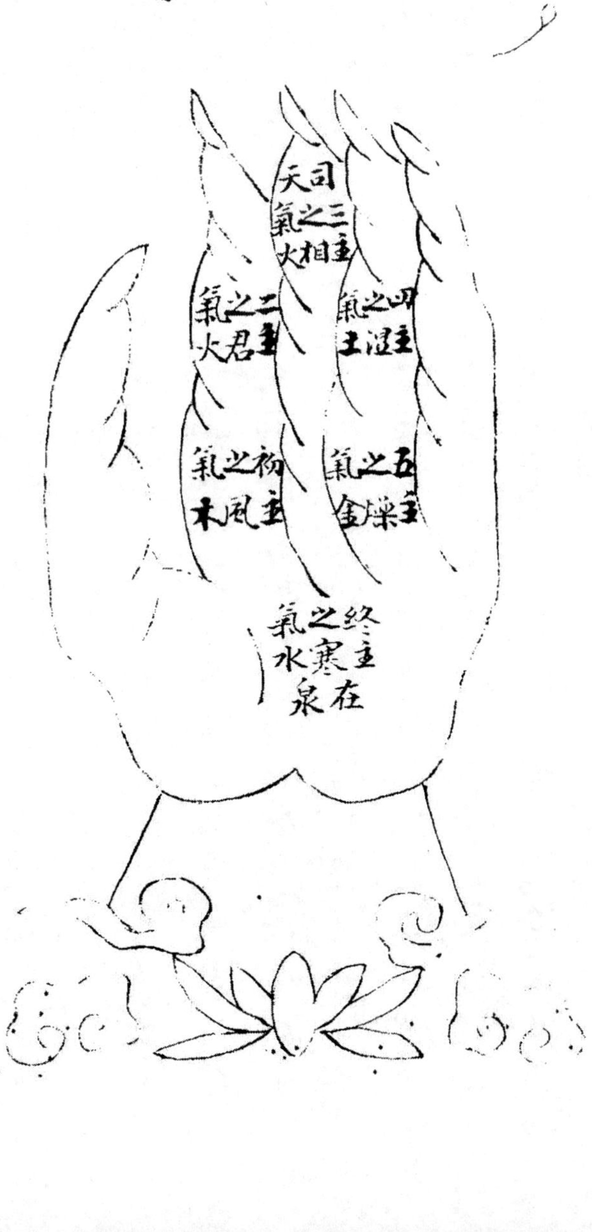

主客定位指掌訣

掌中指上定司天中指根紋定在泉順進負指初二位四指四五位推傳司天即是三氣位在泉六氣位當然主以木火土金水客以陰陽一二三

左手仰掌以中指上頭定司天之位中指根紋定在泉之位順進負指三節紋定初之氣位頭節紋定二之氣位中指頭節定三之氣位即司天之位也第四指頭節紋定四之氣位三節紋定五之氣位中指根紋定六之氣位即在泉之位也主氣以木火土金水者五氣順布之五位也故初之氣厥陰風木二之氣少陰君火三之氣少陽相火四之氣太陰濕土五之氣陽明燥金六之氣太陽寒水是木生火火生土土生金金生水水復生木順布相生之序一定不易者也客氣以

一二三名之者三陰三陽六氣加臨也故厥陰爲一陰少陰爲二陽(陰)太陰爲三陰少陽爲一陽陽明爲二陽太陽爲三陽是一生二二生三三復生一陰極生陽陽極生陰六步升降之次每歲挪取也以此定位主氣客氣燦然指掌矣且天地之數起於司天終於在泉歲半以前司天主之自大寒至小暑歲半以後在泉主之自大暑至小寒歲有六氣分爲六步應六節氣位之位(治)每步治六十日餘八十七刻半積六步而成歲則三百六十五日有奇也六氣循天右轉以應六節也

凡推移不定者名聚屬府病堅而不移者名積屬藏病
五藏皆有積多由陰　伏陽蓄氣血不運
而成者人苦於　痞塞喜用利
藏藥雖暫時通　快藥滌其
府折亦衆夫下　多亡陰之
諸意耶夫五藏　之積痛氣
積尤多兼土病　得也亦血病
總也下多亡陰　謂脾胃水
圖穀之陰亦也治　宜理脾胃
以血藥治之若金　用氣藥則癰
蓋甚將變而為中滿鼓　脹矣可不慎哉

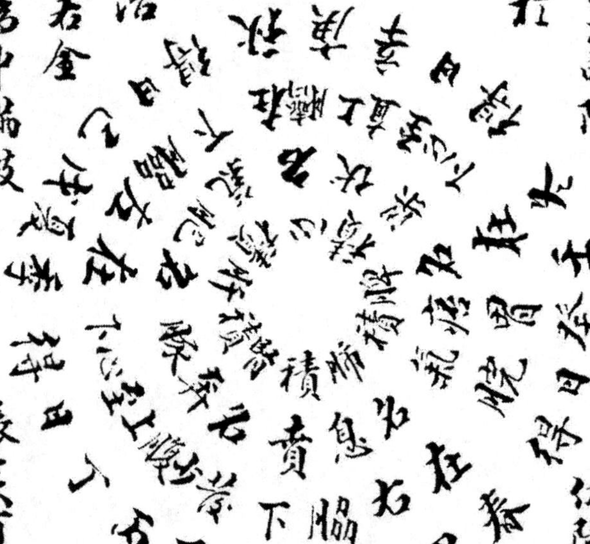

診反時夏不解
順候脈洪驚

心藏之圖

視順視雞冠色
凶看衃血凝

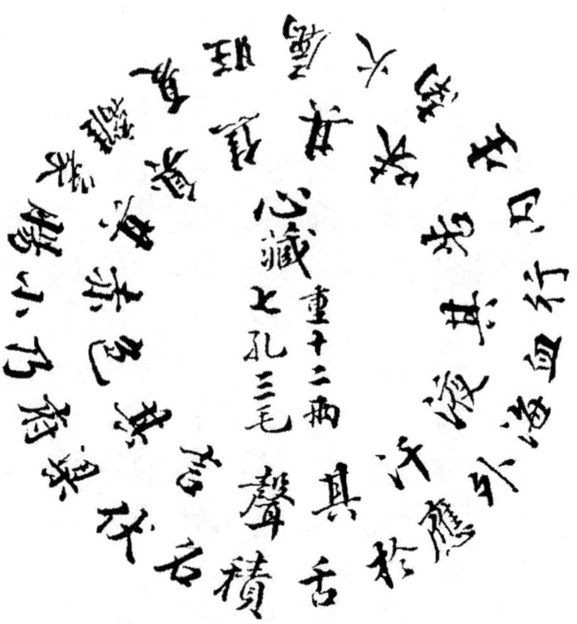

心藏詩

心藏身之精小腸爲弟兄象離隨夏旺屬火向南生任物無纖

巨多謀最有靈內行於血海外應舌將榮七孔多聰慧三毛上智英及時憂不解順候脈洪驚液汗通皮潤聲言爽氣清伏梁秋日積如臂在臍縈順視雞冠色赤而瘀血凝診時須審委細察在叮嚀實夢憂驚怪容翻煙火明辨之十二兩大小與常平

心為一身之主故曰身之精丙屬小腸而劉丁屬心火而柔劉在先為兄柔在後為弟故曰兄弟也離為火心藏屬火而火旺於夏南方又離火之位故曰向南生也任物者人心之應物隨其大小無不任親也血海肝也心生血肝藏血舌乃心之竅故內行血海外應於舌也上智之人心有七孔三毛及時者心火旺於夏而得冬脈沉濡而滑此乃腎邪干心水來尅火謂之賊邪驚者脈大而散夏脈洪大而散謂之順候腎主液入心為汗汗通則腎水平而皮潤肺主聲入心為言言爽則

肺金平而氣清伏梁者腎病傳心心當傳肺肺旺不受邪心復欲還腎腎不肯受留滯為積名曰伏梁以秋庚辛日得之狀如手臂環於臍旁雞冠色之赤者也蘇血赤黑色赤為本色則順黑則水來尅火而凶矣心藏有餘夢中或驚或憂或夢怪異之事不足則夢煙火光明矣

心藏察色絶死訣

面黧肩息直視形又兼掌腫沒文斑狂言亂語身悶熱一日之內到冥間

黧黃黑色也掌中無文心氣絶也一乃水之成數水尅火故死在一日之內也面黑如黧黑者血先死也壬日篤癸日死

心脈訣

心脈芤陽氣作聲或時血痢吐交橫溢關胷痛心煩燥更兼頭

面赤驛驛大實由來面赤風燥痛面色與心同微寒痓悸心寒熱急則腸中痛不通實大相兼并有滑舌滑心驚語話難单滑心熱別無病齒無心力不多言沉緊心中逆冷痛弦時心急又心懸

心脈芤主血凝而不流不流則氣道不得通陽故作聲積血在胸中氣上則吐氣啗則衄故吐衄交作也溢關者脈自關部湧出魚際也心脈實大蓋心家有熱熱則生風有風有熱故面赤與心同也心脈當浮大而散不足則微主寒而痓悸心脈急主小腸氣急疼痛二便不通心脈實大而滑謂之實邪火中有土則水不能制火而火邪愈甚則熱極生風故舌不活動語言蹇澀而心中驚悸心脈單滑爲正邪沉緊爲賊邪弦乃賊邪干心致令拘急心痛心痛者水來尅火如病鐵

狀也

心脉見於三部訣

三部俱數心家熱舌上生瘡唇破裂狂言滿目見鬼神飲水百杯終不歇

心氣通於舌心熱甚則舌生瘡而唇破裂口發狂言目多見鬼神心火盛而腎水衰所以渴而飲多也

左手寸口心脉訣

左手頭指火之子（子當作指）四十五動無他事三十一動忽然沉頓飯却來還復止春中診得夏須憂夏若逢之秋絕體秋脉如斯又準前冬若候之春必死

左手寸口屬心火故曰火之指五藏次第而數一動肺二動心三動脾四動肝五動腎至三十一動輸在肺上肺上見沉

乃金生水水漸則火滅故或春或夏或秋或冬診得此脈不過二月而亡二月者天道小變之節也

附伏梁丸治心積

黃連　厚朴　黃芩　乾姜　人參　川烏

肉桂　巴豆霜　石菖蒲　茯神　丹參　紅豆

診逆時生恚怒
順候脈弦長

肝藏之圖

視翠羽身時吉
顏同枯草殃

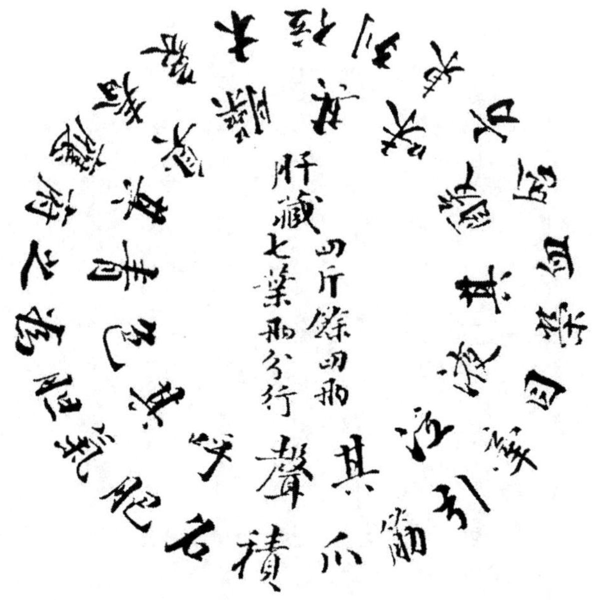

肝藏詩

肝藏應春陽連枝胆共房色青形象木位列在東方含血榮於

目竅筋爪運將逆時生恚怒順候脈弦長泣下為之液聲呼是東鄉味酸宜所徊麻穀應隨粮實夢山林樹為病細草芒積間肥氣得杯覆脇隅傍翠相身將吉顏同枯草狹四斤餘四兩七葉兩分行

肝屬木而應春其色青位東方其房者肝與胆同一處也肝藏血而為血海故能會血其候在目其華在爪其充在筋若肝屬春而反得秋脈浮短而濇謂之逆時乃金來尅木木受尅不能舒暢故生恚怒順則脈弦而長腎主液入肝為泣肺主聲入肝為呼泣與呼皆屬肝故曰東鄉應隨粮者酸及麻穀皆肝家之粮食也潔古曰甲剛為木故肝實夢山林樹乙柔為草故肝虛夢病細草芒也肥氣者肺病傳肝肝當傳脾脾季夏適旺不受肝邪肝復欲還肺肺不肯受故留結為積

名曰肥氣以季夏戊己日得之狀如覆杯在左脇下翠羽色青而紅枯草色青而白紅屬心火白屬肺金木生火故舌金尅木故死也凡肝重四斤四兩共七葉左三葉右四葉分落兩行

肝藏察色絶死訣

面腫蒼黑舌卷青四肢乏力眼如盲泣下不止是肝絶八日應當命必傾

青者肝之色也舌卷青者子見母色也肝者筋之合也聚於陰器絡於舌本肝不會血則筋縮急故引卵與舌卷此筋先死也且金能尅木故肝病死於金土日八日從甲日數至辛日也庚日篤辛日死

肝脈訣

肝輭并弦卒没邪繫因筋急有些些细而浮大更兼賓赤痛昏
昏似物遮溢關過寸口相應目眩頭重與筋疼乱時脉暗或吐
血四肢癱緩不能行濇則緣瘀血散之肋脹脇滿自應知滑因
肝熱連頭目紫賓弦沉痃癖基微弱浮散氣作難目晴生花不
耐而浮甚筋弱身無力遇此遂將四體癱

肝脉微弦乃平脉也赤痛者木中有火也溢關者關部之脉
上湧出於寸口乃木盛而風乘之也筋屬木寸口又主上部
有疾故目眩而頭重筋復作痛也脉乱主血凝而不流脉見
乱不能會血故目睛血凝則血不歸宗或上行而吐血血不
榮肌肉則四肢癱瘓不能自維持也濇脉屬金金来尅木肝
瘀而不能藏血故肋脹脇滿也滑則肝家有熱浮則金旺木
衰肝氣通於目其經至巔頂故連頭目木受則筋受傷故身

無力而爲癱也

肝脉見於三部訣

三部俱弦肝有餘目中疼痛苦痓兮怒氣滿胸常欲叫翳朦瞳子淚如珠

痓少腹下下痛也肝乃目之竅有餘故目疼痛其經又環繞陰器而抵少腹故苦痓兮且肝有餘則生風風熱上攻故翳朦而淚下如珠也

左手中指肝脉訣

左手中指木相連脉候遥須來一息二十六動沉却來肝藏有風兼熱極二十九動濇遥遥卒藏及筋絕塞一十九動便沉沉肝絕未曾人救得

肝屬木故曰木相連一息六四十五動也二十六動輪在肺

上脈沉則病病則金不能生水且以木制火故風再熱也二十九動輸在肝上肝脈見濇金剋木也便沉沉者打在十几動上沉也十九動亦在肝上沉脈帖筋附骨乃肝絶之候故不可救

肥氣丸治肝積

黄連　厚朴　茵陳　乳姜　人參　茯苓

川烏　川椒　巴豆霜　柴胡　莪迷　皂角

昆布　甘草

診沉滑當時本浮灘已在脾

腎藏之圖

視色同烏羽吉
形似炭煤危

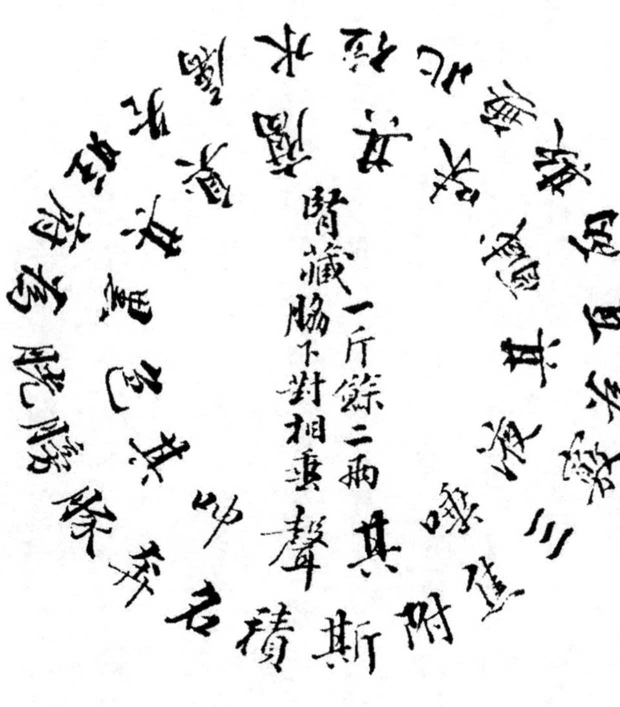

腎藏謌

腎藏對分之膀胱共合直旺冬方屬水位北定無疑兩耳通為竅三焦附在斯味鹹歸藿豆精志自相隨沉滑當時本浮攤危在脾攤者緩也色同烏羽吉形似炭煤危冷則多成噎焦煩水易虧奔豚臍下積究竟骨將瘻實夢腰難解宜形溺水酒一斤餘二兩脇下對相垂

腎有兩枚相對而垂有水火之異腎屬水旺於冬位北方耳者腎之竅也三焦有名無形依附於兩腎之間也藿者落離也豆者黑豆也當補腎之物腎藏對分左為腎右為命門腎藏志命門藏精腎旺於亥子之月沉滑乃其本脈也若浮緩是土來乘脾木故危在脾烏羽黑色而常青者也青屬肝是水生木故曰吉炭煤黑而常黃者也黃屬土是土剋水故曰危奔豚者腎氣之積發於小腹上至心下若豚狀或上或下

舉發無時故名奔豚以夏月丙丁日得之腰者腎之府腎邪實則精血凝滯而不通故常夢腰間有所繫腎氣虛則祀溺而見車故夢溺於水腎重一斤二兩

腎藏察色絕死訣

面黑齒痛目如盲自汗如水腰折頻皮肉濡結髮無澤四日應當命不存

腰為腎之府腎敗則腰如折腎水不能榮骨髓而骨肉不相親故肉濡而却不能為五液之主故髮不潤澤四日從甲日至戊日越四日也戊屬土土尅水故命不存也戊日篤己日死

腎脈訣

腎散腰間氣來多澀滑并其中有聚散聚散且無憑實濟小便

澀淋痛澀騂騂脈濇精頻漏恍惚夢魂多小腸病氣遂夢裏涉
江湖實大膀胱熱小便澀不通滑弦腰脚重沉緊痛還同單勻
無病憶浮緊耳應聾

腎脈實滑主火乘水位故有淋澀之症騂騂者小便赤也濇
則主傷精小腸屬火腎屬水二者地位相近腎藏容寒火能
勝水故患小腸病氣也夢涉江湖者水不足也實大皆陽脈
也腎居陰而見陽此陽來乘陰膀胱有熱故小便赤澀而不
通滑弦風濕之脈也風濕甚則氣滯故腰脚見重沉緊風寒
之脈也風寒甚則血凝故作痛還同者皆在腎也單勻者腎
脈沉濡而滑獨見勻平謂之順候故無病浮緊則腎藏有風
腎氣通於耳風邪客患故耳無聞

腎脈見於三部訣

三部俱遲腎藏寒皮膚燥澁髮毛乾夢見鬼神時入水覺來情思即無欲

遲處隱脈遲甚則腎藏有寒寒則腠理閉而津液不通故皮膚不滑潤而毛髮皆乾此腎家不足也腎家不足者多夢鬼神及入水

左手尺部腎脈訣

左手腎脈指第三四十五動無疾咎指下急急動弦時便是熱風之脈候急並來往慢慢極腎藏敗時須且救此病多從冷變來瘥之間破千金口二十五動沉即來腎絕醫人無好手努力黃泉在眼前縱在也應終不久

急急而動者熱也弦風也故謂熱風之候來往慢而又有冷變是土尅水腎必敗腎敗則其人脈遲身寒沉即來即在二

十五動上沉也是謂腎絶

賁豚丸治腎積

黃連 厚朴 茯苓 澤瀉 川烏 桂

巴豆霜 石菖蒲 丁香 附子 苦楝 延胡索

獨活 全蝎

診 順時浮澀短
反即大洪弦

肺藏之圖

視 豬膏凝者吉
枯骨命難全

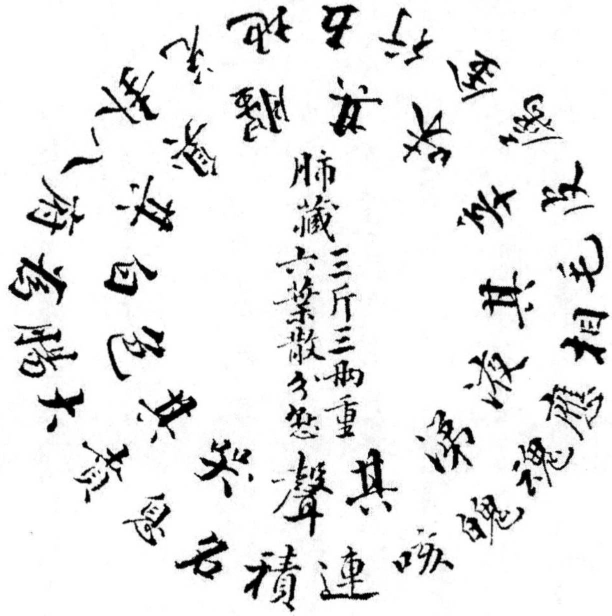

肺藏詞

肺藏最居先大腸通道宣兑為八卦地金屬五行牽皮與毛相應魄將魂共連鼻聞香氣辨壅塞氣相煎語過多、成嗽瘡浮酒灌穿豬膏凝者吉枯骨命難全本積息賁患乘春右脅邊順時浮澀短反即大洪弦實夢兵戈競虛行涉水田三斤三兩重六葉散分懸

肺居五藏之上用為五藏經之始故曰居先肺主氣大腸乃肺之府行氣而宣化也肺居兑方而屬金主皮毛故曰相應肝藏魂肝木受氣於中肺藏魄肺金受氣於寅相通者邪氣迫於肺也酒濕熱之物也瘡多起於濕熱酒過多則濕熱傷肺故皮分生瘡肺金色白而光澤光澤者木也是金能尅木故云吉也枯骨之色白而不澤不澤者內失其本是火來尅金也故曰命難全金息賁者肺氣之積在於右脅覆大如杯

以其甲乙日得之蓋心病傳肺肺當傳肝肝以春日旺不受邪肺欲復還心心不肯受而留結為積名曰息賁肺屬金而旺秋其脉浮濇而短為順時若洪大而弦火勝金也謂之反候金盛主殺肺氣實故夢兵戈相競北方屬水肺氣虛故夢涉水田也

肺藏察色绝死訣

口鼻氣出不復迴唇反無文黑似煤皮毛焦乾爪枯折途程三日定知灾

氣出不復迴者有呼無吸也唇反者土不能生金也黑似煤者金不能生水也氣不流通則皮毛焦乾魂魄不連則爪甲枯折三日者從甲日至丙日也丙屬火火尅金故知必死丙日篤丁日死

肺脈訣

肺脈浮兼實咽門燥又傷大便難且澀鼻內之聲香實大相兼滑毛焦涕唾粘更和咽有燥秋盛夏宜砭滑復兼沉緊仍悶咳嗽聲微浮兼有散肺脈本家形溢出胸中滿氣泄大腸鳴弦冷腸中結氣暴痛無成沉細仍兼滑因知是骨蒸皮毛皆總澀寒熱兩相承

肺絡循咽大腸爲府其候在鼻脈浮而實謂之結陽故見諸症季夏之時肺部脈實大兼滑乃金中有火也金受火尅而不治久則尅將盡而病甚故至秋則盛夏宜砭石以瀉其火乃逆而奪之也肺脈居於右寸太浮則溢出胸中由其氣不順行而胸中滿悶也氣若下陷故氣泄而腸鳴脈若弦乃金不足而妻乘之由大腸冷而爲病結治用溫藥其氣自通亂則其經多

氣而少血氣行則血亦行故卒暴之病不能成也其脈沉細而滑其病在骨內熱不得外泄熱在內寒在外故則內骨蒸外則皮毛皆澀寒熱兩相交作也

肺脈見於三部謌

三部俱浮肺藏風鼻中多水唾稠濃壯熱惡寒皮肉痛顙乾雙目淚酸疼

寸関尺三部俱浮是火來乘金金受火尅則金衰不能制木主肺藏有風故鼻中多水金衰不能生水故唾必稠濃

右手寸口肺脈謌

右手頭指肺相連四十五動無憂慮極急明知是中風更有二十餘七度忽然指下來往慢肺冷莫言無大故一朝肺絶脈沉沉染病卧牀思此語十二動時又不來咳嗽吐膿兼難補鬢直

如麻只片時扁鵲也應難救護
極急玄弦數脈也二十七度輸在心上心火屬火尅金也若
火微則生火盛則死脈肺脈應浮大沉則病脈沉肺冷肺藏絕
矣十二動輸在肺上若又不來代脈也火尅金甚死在片時
安得無大故乎
息賁丸治肺積
黃連 厚朴 乳姜 人參 茯苓 川烏
川椒 巴豆霜 紫菀 桔梗 天冬 白豆蔻
陳皮 青皮 三稜

診順時脈緩慢
失則氣連吞

脾藏之圖

視羅裏雄黃吉
色如黃土凶

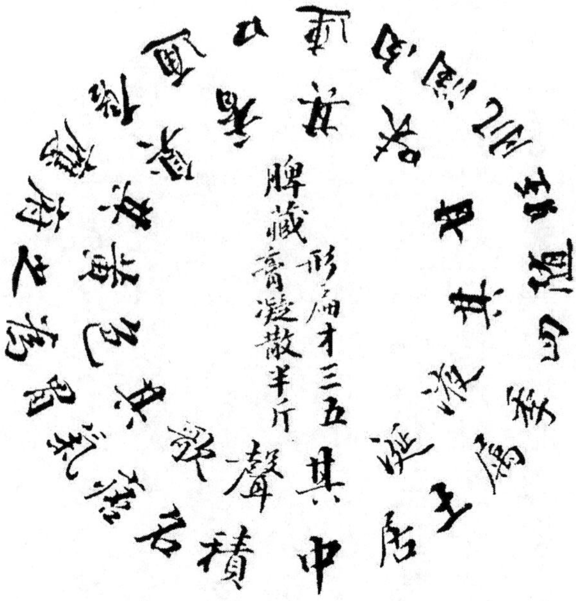

脾藏詞

脾藏象中坤安和對胃门旺時隨四季自與土為根磨穀能消

食槃身体本温應唇通口氣連肉潤肌膚形扁才三五膏凝散
半斤順時脈緩慢失則氣連吞實則歌歡樂虛爭飯食分濕多
成五泄腸走若雷奔痞氣冬為積皮黃四體昏二斤十四兩三
斗五升存

脾屬土位居坤坤布土也故曰象中坤土於辰戌丑未之月
各旺十八日故曰隨四季也對胃門者胃為戊其化火象於
天其氣熱脾為己其化濕象於地濕熱相蒸故能消磨穀食
脾氣通於口其華在唇四白脾主肉分氣壯則肥肌膚肥澤
形扁者廣闊也脾長三寸闊五寸故曰三五傍有散膏半斤
主裹血氣連吞者即雀啄水漏之脈脾衰故也脾實則夢與
故多歡樂脾虛則夢取故致爭競五泄者胃泄脾泄大腸泄
小腸泄及大瘕泄也雷奔者腸走鳴也因虛寒相迫痞氣脾

之積也在胃脘覆大如盤久而不愈令人四肢不收肌膚黄瘦以冬壬癸日得之蓋肝病傳脾脾當傳腎腎以冬適旺不受邪脾復欲還肝肝不肯受故留結爲積名曰痞氣胃重二斤十四兩盛穀二斗水一斗五升

脾藏察色絶死訣

臍趺腫滿面浮黄泄痢不覺污衣裳肌肉麤澀兼唇反一日十二內實殃

臍神闕也趺足跗上也足太陰氣絶則脈不榮其口唇故唇反唇反則肉先死甲日篤乙日死

脾脈訣

脾脈實兼浮消中脾胃虛口乾饒飲水多食亦飢虛單滑脾家熱口氣氣多麤濇尿小多食食不作肌膚微浮傷客熱來去作

微疏因緊脾家痛仍亟筋急拘欲吐即不吐冲冲未得蘇若弦
肝氣盛妨食被識謀大實心中痛如邪句常符溢関涎出口風
中見鷄狐

脾脈實而浮是土中有火故消中而脾胃皆為脾氣通於口土受火邪則遲者燥矣雖飲水而口亦乾雖多食而肌亦容由其不能榮身故也濇為肺脈乃見於脾部是子來母位實邪為患故雖多食不食則肌肉消瘦矣脾脈微浮乃他經之客熱相干非本經之正病也緊乃肝脈見於脾部則木來剋土而作痛土被木剋則衰土衰則木失培養故筋拘急欲吐不吐即嘔逆也嘔逆則氣亂於中故冲冲未得蘇快也脾部脈弦乃肝木來剋脾土脾衰則不能食故妨於食也被識謀者被邪氣為害也脈若實大乃土中有火火性上炎故心中

作痛也如瀉脾火則心痛自愈何必常待以祛邪耶脾脈溢關而湧於寸部木藏之液從口而出由脾家中風所及脾爲孤藏而受風傷故曰鬲孤

脾脈見於三部訣

三部俱緩脾家熱口臭胃翻長嘔逆齒腫齗宣注氣纏寒熱時時歩心力

緩爲陰脈諸陰爲寒今叔和以爲脾家熱者蓋以緩脈土爲土能制水水衰則火必獨炎所以謂熱也脾熱則口臭脾胃相連而宏熱上壅故翻胃而嘔逆也胃經入下齒胃熱則齒肉浮腫牙齗宣露也注氣纏寒熱在肌肉火來土位也

右手中指脾脈訣

右手第二指連脾四十五動無諸疑急動名爲脾熱極食不能

消定若斯欲知疾患多爲冷指下尋之慢旋遲吐逆不定經由日胃氣冲心得幾時

脾病多因寒冷所致脾脉來緩傷於寒冷其脉遲緩愈甚嘔吐咳逆十日已上不止胃氣必冲逆於心心受傷半日而死

痞氣丸治脾積

黄連　厚朴　吳茱萸　白朮　黄芩　茵陳

乾姜　砂仁　人參　茯苓　澤瀉　川烏

川椒　桂　巴豆霜

寅申二年少陽相火司天厥陰風木在泉初氣少陰二氣太陰三氣少陽四氣陽明五氣太陽六氣厥陰此客氣定局火化圖

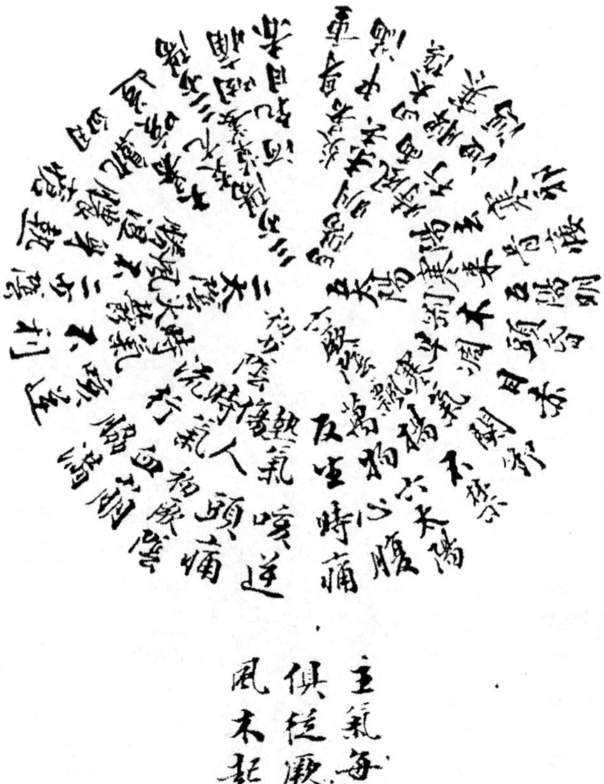

主氣每歲俱從厥陰風木起

客氣火化主病詩

少陽司天火下臨肺氣上從火刑金風行於地肝木勝風火為灾是乃困民病熱中欬失血目赤喉痺聾眩瞑瘡瘍心痛瞤不胃暴死皆困臣犯君

少陽相火司天寅申歲也火氣下臨金之所畏故肺氣上從而病肺也凡少陽司天則厥陰風木在泉故風行於地木勝則病在肝是知風火為灾民病熱中欬而失血目赤喉痺耳聾眩瞑瘡瘍心痛瞤動瘛瘲昏冒皆其證也暴死者是三之客氣相火加臨君火以臣犯君故也

運氣為病詩

五運六氣之為病名異情同氣質分今將二病歸為一免使醫工枉費心

五運六氣之為病雖其名有木火土金水風火濕燥寒之異而其資為病之情狀同也將五運六氣之為病總歸為一病不使初學醫工枉費心思而不得其頭緒也

卯酉二十陽明
燥金司天少陰
君火在泉終氣
太陰二氣少陽
三氣陽明四氣
太陽五氣厥陰
六氣少陰此客
氣定局燥化圖

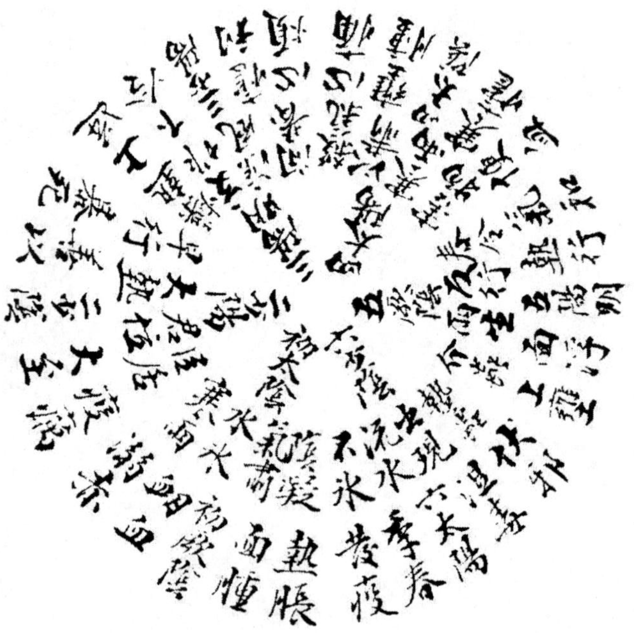

客氣燥化主病詩

陽明司天燥下臨肝氣上從病肝筋熱行於地心肺害於燥風熱互交侵民病寒熱咳膹鬱掉振筋痿力難伸煩寃脇痛心熱痛目痛眥紅小便絳

陽明燥金司天卯酉歲也燥氣下臨木之所畏故肝氣上從而病肝筋也凡陽明司天則少陰君火在泉故熱行於地而病肺心也是知於燥風熱交侵民病寒熱而咳胸鬱膹滿掉搖振動筋痿無力煩寃抑鬱不伸兩脇心中熱痛目痛眥紅小便絳色皆其證也

燥氣為病詩

諸氣膹鬱痿肺金喘咳痰血氣逆生諸燥澁枯涸乾勁皴揭皮膚肩臂痛

在天為燥在地為金在人為肺在體為皮燥氣通肺故諸燥氣為病皆屬於肺金也膹鬱為氣逆胸滿膹鬱不舒也痿為肺痿咳嗽嘔渴痰涎不已也喘咳氣逆嘔痰涎血皆肺病也凡燥澁枯涸乾勁皆燥之化也乾勁似乎强直皆筋勁病也故卒然者多風入而筋勁也久之者多枯燥而筋勁也皴者膚皴澁也揭者皮揭起也此燥之病乎外也臂痛肩痛亦燥之病於經也

子午二年少陰君火司天陽明燥金在泉初氣太陽二氣厥陰三氣少陰四氣太陰五氣少陽六氣陽明此客氣定局熱化之圖主氣每歲俱從厥陰風木起

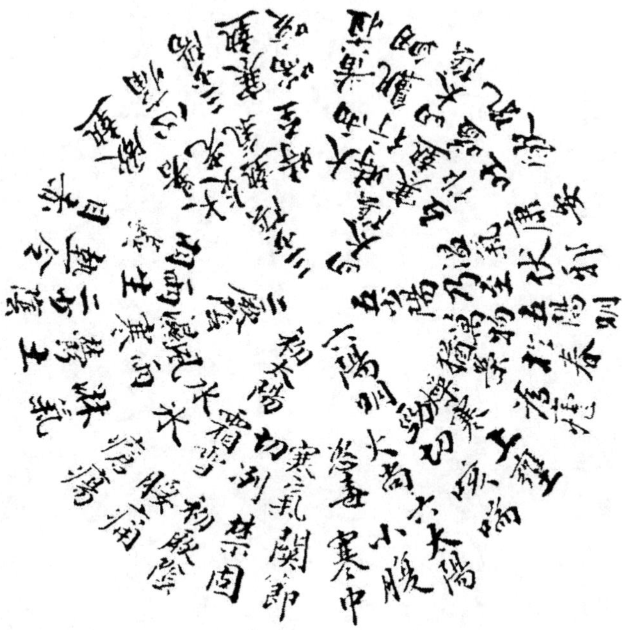

客氣熱化主病訣

少陰司天熱下臨肺氣上從病肺心燥行於地肝應病燥熱交乘民病主喘咳血溢及血瀉寒熱鼽嚏涕流頻瘡瘍目赤嗌乾腫厥心脇痛苦呻吟

少陰君火司天子午歲也火氣下臨金之所畏故肺氣上從而病肺心也少陰司天則陽明燥金在泉故燥行於地而病肝也是以知燥熱交加民病喘咳血上溢血泄下泄寒熱鼽塞噴嚏流涕瘡瘍目赤嗌乾腫痛心痛脇痛皆其證也

熱氣為病訣

諸痛癢瘡瘍屬心大諸熱昏瘈躁譫狂暴注下迫嘔酸苦膺背徹痛血家殃

在天為熱在地為火在人為心在體為脈熱氣通於心故諸

火痛瘡瘍之病皆屬於心火也熱微則癢皮作瘡熱甚則灼膚作痛熱入經脈與血凝結淺則為癰深則為疽更深入之則傷藏府心為藏神熱乘於心則神不明故昏冒不省人事也心主言熱乘於心則神不辯故譫而不能言或妄言而譫語也火主動熱乘於身則身動而不寧故身躁擾動甚則發狂也暴注者稱暴水瀉火與水為病也下迫者後重裏急火與氣為病也吐嘔酸苦火病胃也膺背徹痛火傷胸也血家狀者熱入於脈則血滿騰不上溢則下瀉而為一切失血之症也

丑未二年太陰溼土司天太陽寒水在泉初氣厥陰二氣少陰三氣太陰四氣少陽五氣陽明六氣太陽此客氣定局溼化之圖也

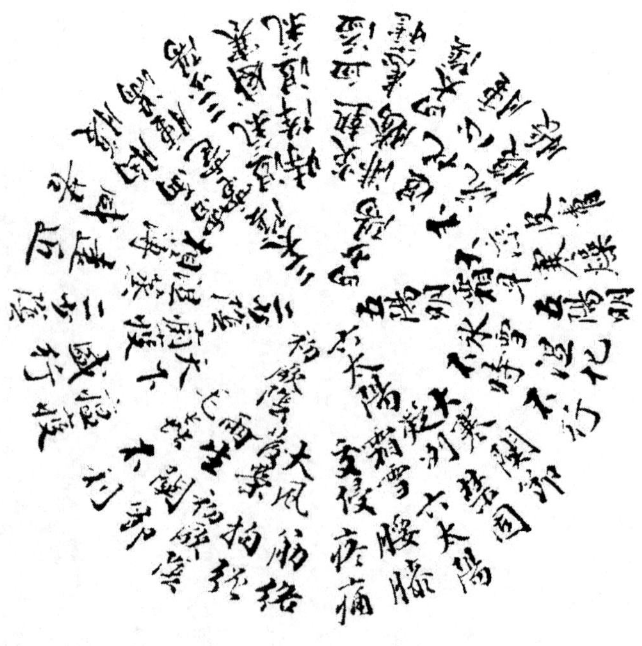

客氣濕化主病訣

太陰司天濕下臨腎氣上從病腎陰寒行於地心脾病寒濕交攻內外淫民病身重足胕腫霍亂痞滿腹脹䐜肢厥拘急脚下痛少腹腰痛轉動屯

太陰濕土司天丑未歲也濕氣下臨水之所畏故腎氣上從而病腎陰也凡太陰司天則太陽寒水在泉故寒行於地而病心脾也是知寒濕內外交攻民病身重足胕腫霍亂痞滿腹脹四肢厥逆拘急脚下痛少腹及腰脊痛難於動轉皆其證也

濕氣為病訣

諸濕腫滿屬脾土霍亂積飲痞閉痓負少體重肢不舉腹滿腸鳴䐜泄頻

在天為濕在地為土在人為脾在體為肉濕氣通於脾故諸濕為病皆屬於脾土也濕畜內外故內腫腹滿也飲亂於中故病霍亂也脾失健運故病積飲也脾氣凝結故病痞硬便閉而痛也脾主化穀病則食少也脾主肌肉濕勝故身重也脾主四肢四肢不舉亦由濕使然也脾主腹濕淫腹疾故腹滿腸鳴飧泄也

庚戌二年太陽寒水司天太陰濕土在泉初氣少陽二氣陽明三氣太陽四氣厥陰五氣少陰六氣太陰此宮氣定向寒化圖

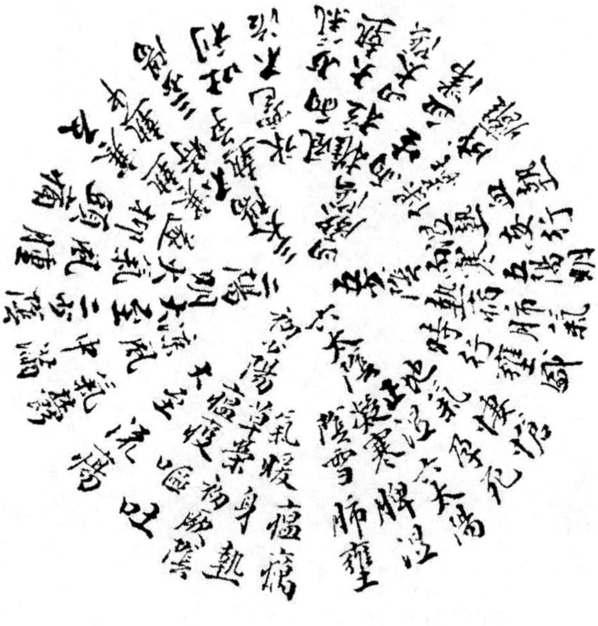

客氣寒化主病詩

太陽司天寒下臨，心氣上從病㿈心。溼行於地脾肉病，寒溼熱肉去推尋。民病寒中終反熱，癰疽火鬱病纏身。皮痺肉苛足痿軟，濡瀉滿腫乃溼根。

太陽寒水司天，辰戌歲也。寒氣下臨，火之所畏，故心氣上從而病心㿈也。凡太陽司天，則太陰溼土在泉，故溼行於地而病脾肉也。是知寒溼熱氣相合，民病始為寒中，終反變熱，如癰疽一切火熱之症是也。皮痺弱也，痺而重者肉苛不仁，足痿無力，溼瀉腹滿身腫，皆其證也。

寒氣為病詩

諸寒收引屬腎水，吐下腥穢澈清寒。厥逆禁固骨節痛，癥瘕癩疝腹急堅。

在天爲寒在地爲水在人爲腎在體爲骨寒氣通於腎故諸寒氣爲病皆屬於腎水也收者斂也引者急也腎屬水其化寒斂縮拘急寒之化也熱之化吐下酸苦故寒之化吐下腥穢也熱之化水液渾濁故寒之化澄澈清冷也厥逆四肢冷也禁固者收引堅勁寒傷於外則骨節痛也寒傷於內則癥瘕㿗疝腹急堅痛也

己亥二年厥陰風木司天少陽相火在泉初氣陽明二氣太陽三氣厥陰四氣少陰五氣太陰六氣少陽此客氣定局風化圖

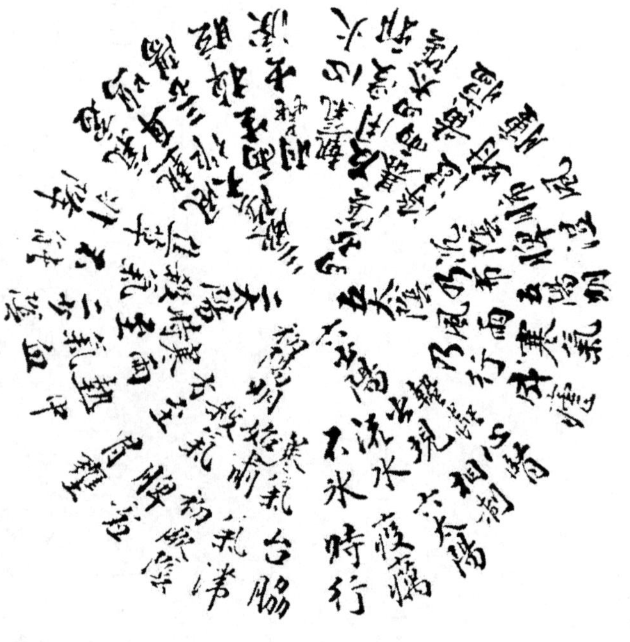

客氣風化主病詩

厥陰司天風下臨脾氣上從脾病生火行於地冬溫化風火寒濕為病民耳鳴掉眩風化病支滿腸鳴飧泄頻體重負減肌肉痿溫厲為災火化淫

厥陰風木司天己亥歲也風氣下臨土之所畏故脾氣上從而病脾也凡厥陰司天則少陽相火在泉故火行於地而病溫也是知風火寒濕雜糅民病耳聾振掉眩運腹滿腸鳴完穀不化體重負減肌肉痿瘦皆其證也

風氣為病詩

諸風掉眩屬肝木諸暴強直風所因支痛軟戾難轉側裏急筋縮兩脇疼

在天為風在地為木在人為肝在體為筋風氣通於肝故諸

風爲病皆屬於肝木也掉者搖動也眩者昏運也風主動旋故病則頭身搖動目昏眩運也暴卒暴也强直者筋病强急不柔也風性動急風入於筋故病則卒然筋急强直也其四肢拘急痿痛筋軟短縮乖戾失常難於轉側裏急脇痛亦皆風傷其筋轉入裏病也

圖註脉訣辨真卷三

西晋　王叔和　譔
四明　張世賢　註

七表八裏脉總論

七表者浮芤滑實弦緊洪也八裏者微沉緩濇遲伏濡弱也七表陽也八裏陰也表脉多見於左而客隨主變裏脉多見於右而主隨客變左手三部所主溫風寒也溫風寒病得於外右手三部所主燥濕暑也燥濕暑病生於內此脉法之大槩也及其互相變見或表脉見之於右或裏脉見之於左或陰陽更相乘或陰陽更相伏或一脉為千變脉理精微一言難盡茲其要槩乎陰陽五行而已表脉有七裏脉有八共十五脉也五行分之各得三脉三五十五也浮濇弱屬金弦緊伏屬木滑沉濡屬水芤

賓洪屬火微緩遲屬土每三部俱有輕重之分互於五行當更相乎一有不平病即見焉或曰謂內傷則善矣謂外感莫或之當鄭珠不知天地之間六氣依於五運人身亦小天地外邪所感莫不從其類而見焉假令外感風濕則木火有餘而土金不足水不能制乎火矣外感莫外邪所感致五行不平也內傷乃五內自傷五行自不能平也先明金水木火土之理次察虛實賊微正之邪更浮復辨其部分之浮中沉而又當詳審乎主脈客脈之相合何為主弦洪濇緩沉是也何為客專部不應得之脈皆客也能如是然後內傷外感主客標本之病是者是爾矣爾矣何差錯之有

七表寸脈之圖

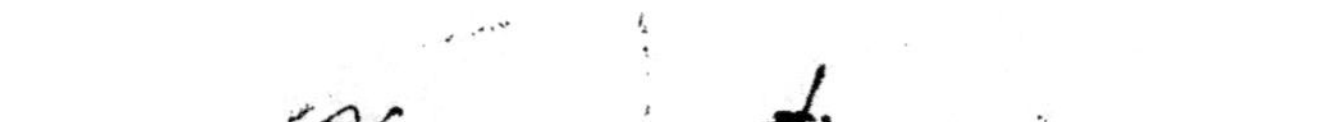

凡此七變或虛或實或補或瀉皆治在上焦此寸脈主上部法天主膈以上至頭之有疾也

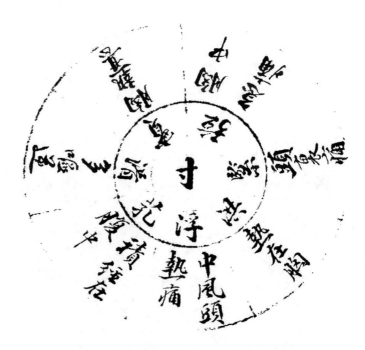

七表關脈之圖

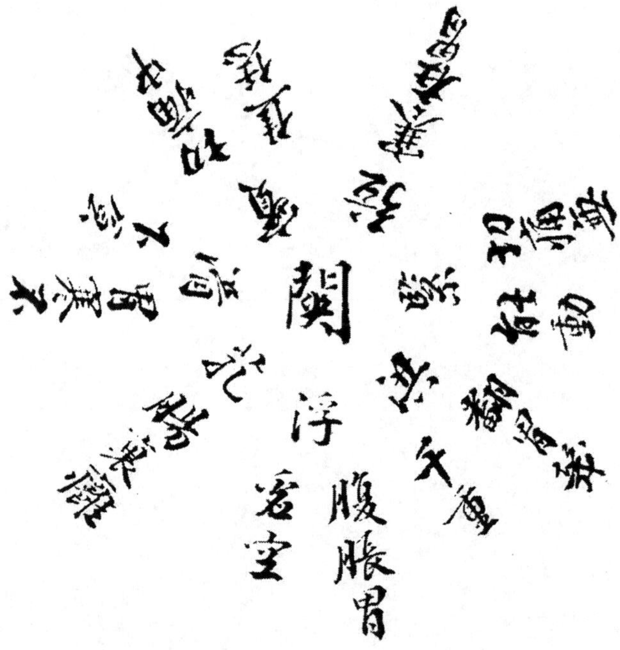

凡此七變或虛或實或補或瀉俱治其中焦此關脈主中部法人主中以下至臍之有疾也

七表尺脈之圖

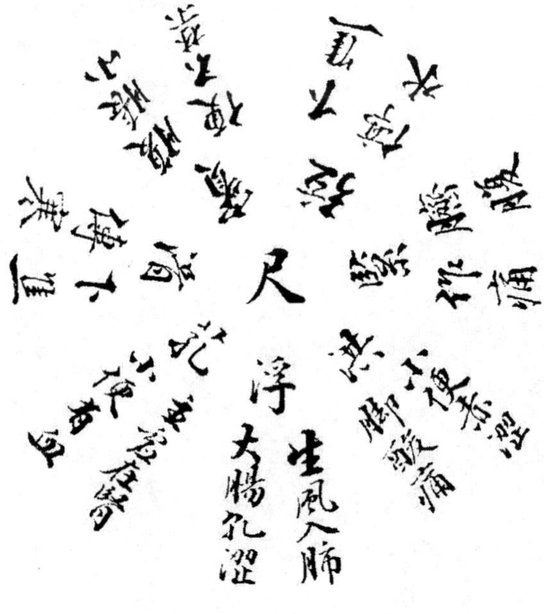

凡此七變或虛或實或補或瀉皆治在下焦此尺脈主下部法地主臍以下至足之有疾也

七表脉訣

一曰浮浮者陽金也指下尋之不足舉之有餘再再尋之如太過曰浮主欬嗽氣促冷汗自出背膊勞倦夜卧不安治宜小柴胡湯主之

小柴胡湯　柴　胡　黄　芩　五味子　半　夏

桑白皮　白　芍　人　參　加生姜

按之不足舉之餘再再尋之指下浮藏中積冷榮中熱欲得生精用補容

診脉之法在内者沉取按而得之在外者浮取舉而得之按之不足藏中積冷也舉之有餘榮中有熱也有餘為熱陽也不足為寒陰也陰不足而陽有餘治之宜地骨皮散

地骨皮散　地骨皮　人　參　柴　胡　生地黄

黃芪　白茯苓　知母　石膏

寸關尺

寸浮中風頭熱痛　左寸主脈洪大也客脈浮金是火能剋金右寸主脈澀金也客脈浮亦金是外感風邪則熱熱能傷氣則金反剋而木咸只中風頭痛潔古曰太陽中風頭痛有汗脈浮緩太桂枝湯無汗脈浮緊熱麻黃湯如太陽頭痛汗出膊陽明頭痛白虎湯少陽頭痛小柴胡湯太陽頭痛羌活湯主之

桂枝湯　赤芍藥　桂枝　甘草

麻黃湯　麻黃　桂枝　甘草　杏仁

白虎湯　石膏　知母　甘草　粳米　或加人參

羌活湯　羌活　防風　蒼朮　白芷　川芎

黃芩　生地黃　甘草　細辛　加生薑葱白

關浮脹腹胃客空　左關主脈弦木也客脈浮金是為賊邪右關主脈緩土也客脈浮金是為實邪只主腹脹胃客宜調中湯主之

調中湯 厚朴 陳皮 半夏 白术 人參
甘草

尺部見之風入肺大腸乳澀故難通左尺主脉沉水也若脉浮
衰則木火盛而侮金故風入肺右尺金是母令子虚則水衰水主脉其火也若脉浮金
是金不勝火金必自傷風不在命門而大腸所以乳澀治宜七聖散主之

七聖散 檳榔 羌活 川芎 大黃 桂
郁李仁

二曰芤芤者陽火也指下尋之兩頭即有中間全無曰芤主
淋瀝氣入小腸
指下尋之中且若邪風透入小腸居病時淋瀝並疼痛大作湯
圓必自除
芤脉主血凝不流凡人之十二經絡以應溝渠血凝則不[illegible]

盈滿經絡故脉見芤大作者多製也湯者煎劑也圓者丸藥也若四物湯地黄丸補之桃仁承氣湯之一云大柴胡湯如便秘加大黄

四物湯　當歸　澤瀉　茯苓　山茱肉　牡丹皮

桃仁承氣湯　桃仁　大黄　甘草　桂　加姜煎後入芒硝

大柴胡湯　柴胡　黄芩　芍藥　半夏　枳實　大黄

寸關尺

寸芤積血在胸中　左寸主脉洪大也若脉芤亦火二火相合則熱甚右寸主脉濇金也若脉芤大火甚金必受傷金屬氣火屬血氣傷則血凝故積在胸中治宜犀角地黄湯主之

犀角地黄湯　犀角　生地黄　黄芩　黄連　大黄

関内逢芤腸裏癰左関主脈弦木也客脈芤火是木得火而侮金右関主脈緩金也客脈芤火是土有火不能生金只主大腸成癰治宜梔仁承氣湯主之梔仁承氣湯見前

尺部見之客在腎小便遺瀝血凝膿左尺主脈沉水也客脈芤火是水有火則腎虛右尺主脈洪火也客脈芤火火是火甚則水衰只主腎虛故小便遺瀝治宜抵當丸抵當湯及加減梔仁湯抵當湯加梔仁

抵當丸　大黃　水蛭　虻蟲

代抵當丸　大黃　生地黃　歸尾　梔仁
穿山甲　元明粉

芤脈在上加減梔子湯　梔子　香豉

芤脈在中瀉黃散　防風　石膏　甘草　藿香葉
梔子仁

芤脈在下豬苓湯　豬苓　滑石　澤瀉　阿膠

三曰滑　滑者陽水也指下尋之三関如珠按之即伏不進不

退曰滑主四肢困弊手足酸痛赤澀

滑脈如珠號曰陽腰間生氣透前腸脛酸只為生寒熱大瀉三焦必得康

潔古曰腰間生氣者命门也透前腸者膀胱經也命门三焦陷於前腸故小便不通大便秘澀熱多寒少故宜瀉以辛寒大承氣湯主之亦主加減大柴胡湯

大承氣湯　厚朴　枳實　大黃　芒硝　加姜棗

大柴胡湯　柴胡　枳實　大黃　黃芩　甘草　赤芍药

寸関尺

滑脈居寸多嘔逆　左寸主脈洪大也若脈滑水右寸主脈濇金也若脈滑水火主嘔逆治宜生姜半夏湯

生姜半夏湯　半夏　茯苓　生姜

關滑胃寒不下食，左關主脈弦木也，客脈滑水，是水乘木而侮。
食春夏平胃散，秋冬理中湯主之，或加減小柴胡湯。右關主脈緩土也，客脈滑水，是水侮主，胃寒不

平胃散　蒼朮　陳皮　厚朴　甘草

理中湯　白朮　附子　人參　乾姜　甘草

尺部見之臍下水飲，水下進聲漉漉。左尺主脈沉水也，客脈滑水；右尺主脈洪火也，客脈滑水，是瀉水勝火，治宜附子四逆湯主之。

附子四逆湯　炮姜　附子　白朮　甘草　桂

加減小柴胡湯　柴胡　黃芩　人參　甘草
　赤芍藥　桂

四曰實，實者陽火也，指下尋之不絕，舉之有餘，曰實，主偉陽在內，脾家不食，四體勞倦。

實脈尋之舉有餘，伏陽蒸內致脾家，食少只緣生胃壅，溫和湯

藥乃痊除

伏陽者陽伏於內也陽伏於內寒固於外內熱熏蒸熱甚則傷金金受傷則為害則不能平木木盛則克土故致脾胃害脾熱致胃亦熱胃熱主壅故宜溫和湯藥如藿香半夏散及平胃散主之平胃散見前

藿香半夏散　藿香葉　半夏　丁香

寸關尺

實脈關前胸熱甚　左寸主脈洪大也客脈實亦火是陽氣有餘右寸主脈濇金也客脈實大金被火克胸中熱甚宜涼膈散主之

涼膈散　山梔仁　連翹　黃芩　大黃　薄荷　朴硝

當關切痛中焦憑　左關主脈弦木也客脈實火右關主脈緩土也客脈實大主中焦有風熱胃中有熱故切

痛也治宜調胃承氣湯主之

調胃承氣湯　甘草　芒硝　大黃

尺部如繩應指來腹脹小便應不禁左寸主脈沉水也宿脈實大是水能勝大右尺主脈洪大也宿脈實亦大浮主腹脹小便不禁左尺主白朮附子湯右尺主大承氣湯

朮附湯　白　朮　附　子　甘　草　大承氣湯見前

五曰弦弦者陽木也指下尋之不足舉之有餘狀若箏弦時時常數曰弦主勞風之力盜汗多生手足酸疼皮毛枯槁木尅土也

弦脈為陽狀若弦四肢更被氣相逼三度解勞方始返常須固臍下丹田

弦之為脈緊而且急若箏弦弦屬木木能尅土脾屬土而主四肢故四肢被陽木之氣相逼丹田者在臍下三寸乃陰陽

之門户人身之根本精神藏聚須於陽抑陰固濟丹田治宜八味丸主之

八味丸　牡丹皮　白茯苓　澤瀉　熟地黄　山萸肉　淮山藥　附子　肉桂

寸關尺

寸部脈緊一條弦胸中急痛狀如牽左寸主脈洪火也客脈弦木是木挾火而侮金右寸主脈濇金也客脈弦木是金虛而木乘之所以胸中急痛狀若繩牽者此痛也治宜以小柴胡湯主之

小柴胡湯　柴胡　半夏　黄芩　甘草　人參

關中有弦寒在胃左關主客亦弦陽木之氣餘善尅陽土也右關主脈緩土也客脈弦木亦主胃中有寒治宜附子理中丸主之

附子理中丸　白朮　附子　人參　乾姜

甘草

下焦停水滿丹田　左尺主脈沉水也客脈弦木若尺主脈洪大也客脈弦木是火發不能生水制土故水停丹田治宜术附湯主之　术附湯見前

六曰緊緊者陽木也指下尋之三関通度按之有餘舉指甚數狀若洪弦曰緊主風氣伏陽上衝化為狂潔古曰此太陽少陽相合而為病也治宜黃連瀉心湯

黃連瀉心湯

黃連　知母　黃芩　甘草

生地黃

緊脈三関數又弦上來風是正根源忽延狂語人驚怕不遇良醫不得痊

潔古曰此三陽合病緊數太陽也弦少陽也狂言陽明也雲岐子曰其脈洪緊而實陽氣有餘之象也治以小承氣湯

小承氣湯　生地黃　焦山梔　黃芩　大黃

寸關尺

緊脈關前頭裏痛左寸主脈洪大也若脈緊木是火助木生風
右寸主脈濇金也若脈緊木是金克木不能平
木若主頭痛太陽頭痛羌活湯主之入府大承氣湯下之少
陽頭痛在經小柴湯主之入府小承氣湯下之陽明頭痛在
絡白虎湯主之入府調胃承氣湯下之其
脈弦而頭痛表內外也大柴胡湯主之
諸方皆見前

到關切痛無餘動
左關主脈弦木也若脈緊亦木是木賊尅
右關主脈緩土也若脈緊木是木來尅
土皆主切痛治
宜芍藥湯主之

芍藥湯　赤芍藥　甘草　桂枝
加生姜七片如實
痛加大黃

隱指寥寥入尺來激結繞臍常手捧激結者疼痛之狀也左尺
主脈沉也若脈緊木是
水中有木土不能制治宜桂枝芍藥湯若風寒濕在脾腎木
澍湯主之右尺主脈洪大也若脈緊木風熱在下焦作痛治
法不可
同左

大柴胡湯見前桂枝芍藥湯即前芍藥同特分兩不同

七曰洪洪者陽火也指下尋之極大舉之有餘曰洪主頭痛

四肢浮熱大腸不通燥糞結澀口乾遍身疼痛此症有兩議或按之無舉之盛當解表不可下經言脈浮不可下下之則死脈沉當下之下之則愈浮為在表沉為在裏故也有大承氣湯小承氣湯大柴胡湯桃仁湯當隨症之虛實用之

洪脈根源本是陽遇其季夏自然昌若逢秋季及冬季發汗通

腸始得涼

洪脈屬陽雖於夏乃心經本脈雲岐子曰其脈舉按皆盛本

為相火之象發汗從表通腸從裏其從表宜麻黃湯其從裏

宜大承氣湯 二方俱見前

寸關尺

洪脈關前熱在胸左寸主君之脈皆洪大也是胸中大熱涼膈散加減用之右寸主脈屬金也若脈洪大是

火盛金衰熱傷肺氣連翹湯主之涼膈散隨証選用

連翹湯　連翹　柴胡　當歸　黃芩　大黃

生地黃　赤芍藥

涼膈散　山梔仁　連翹　黃芩　大黃　薄荷

朴硝

到關翻胃幾千重左關主脈弦木也若脈洪火是風熱傷胃右關主脈緩土也若脈洪火是胃中有熱實主

翻胃治宜調中湯主之不可遽用涼藥

調中湯　大黃　葛根　黃芩　芍藥　桔梗

茯苓　藁本　白朮　甘草

更向尺中逢若是小便赤澀腳酸疼左尺主脈沉水也若脈洪火是水被乾火右尺主脈

若脈洪大相火不得用事三焦失決瀆之司故

小便赤澀腳酸痛津瀉散隨症加減用之可也

津瀉散　福津瀉　赤茯苓　山梔仁　桑白皮

八裏寸脈之圖

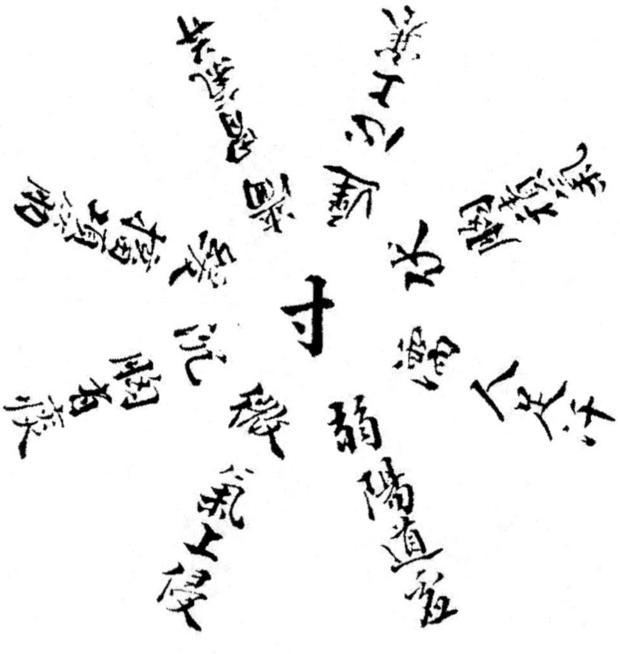

凡此八者
或虛或實
或補或瀉
皆治在上
焦乃上部
之八法也

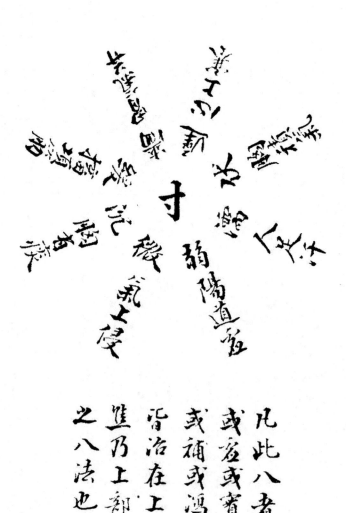

八裏關脈之圖

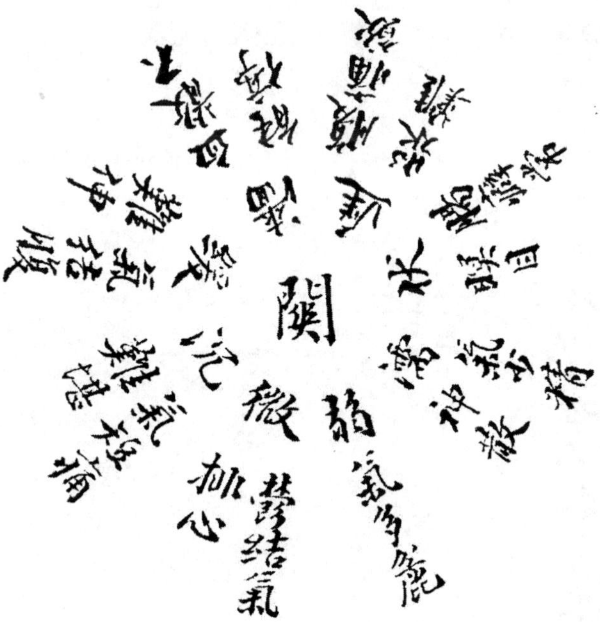

凡此八者
或虛或實
或補或瀉
皆治在中
焦乃中部
之八法也

八裏尺脈之圖

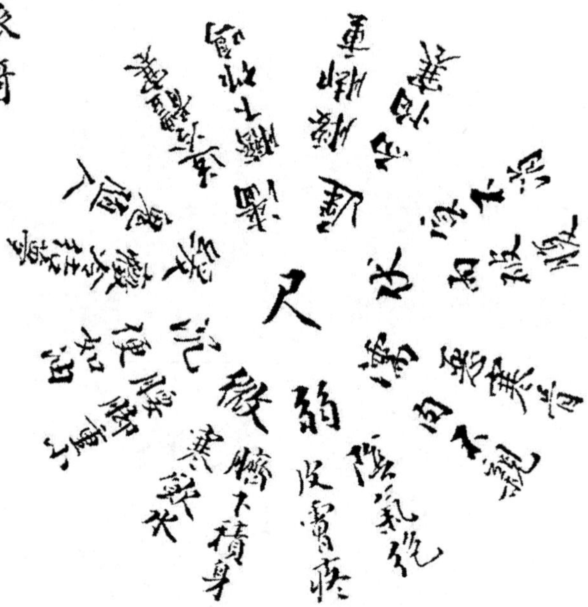

凡此八者或虛或實或補或瀉皆治在下焦乃下部之八法也

八裏脈訣

一曰微微者陰土也指下尋之往來極微再再尋之若有若

衄曰微主敗血不止面色無光治以香芎湯主之
香芎湯　香附子　川芎　當歸　白芍藥
指下尋之有若無凝之敗血小腸居崩中日久為白帶漏下多
時骨木枯
潔古曰此腎氣有餘命门不足也當補命门命门者男子藏
精女子繫胞崩中白帶下者命门敗也經水崩下謂之骨木
枯是木勝火也治婦人伏龍肝散主之又曰血去精亡筋骨
皆損筋骨損而形枯經曰隕成形苍血補中宜當歸芍藥湯
當歸芍藥湯　當歸　白芍藥　熟地黃　乾姜

寸関尺

微脈関前氣上侵寸主脈洪大也若脈微主是逆氣上衝若寸主脈濇金也若脈微主是虛盛陽虛吸不主於肝腎宜降氣散主之又肺氣上衝當以補肺散主之亦治勞嗽補肺散宜加粳米適

補肺散　阿膠　甘草　黍粘子　杏仁　馬兜鈴

當關鬱結氣抑心　左關主脈弦木也客脈微土是土乘木位木鬱結而不舒右關主脈緩土也客脈微而土是土邪鬱結之氣為患而上抑於心宜以勻氣散主之

勻氣散　白豆蔻　丁香　檀香　木香　沉香

甘草

尺部見之臍下積身寒飲水則呻吟　臍下積者奔豚之氣也左尺主脈沉水也客脈微土是土能剋水腎病則呻吟右尺主脈洪火也客脈微土是陰盛陽衰治宜二氣丹主之

二氣丹　硫黃　肉桂　乳姜　硃砂　香附子

二曰沉　沉者陰水也指下尋之似有舉之全無緩度三關狀如爛綿曰沉主氣脹兩腸手足時冷陰氣厥逆陽氣不舒宜建胃理中主之手足冷治之以八物湯

建中湯　芍藥　桂枝　生姜　甘草　大棗

八物湯 當歸 白术 人參 乾姜 丁香
飴糖
香附子 白芍藥 桂枝

按之似有舉遥無氣滿三焦藏府虛冷氣不調三部壅通腸建胃始能除

氣滿於三焦而不運於藏府經絡氣盛則寒氣不調而三部壅滯矣三焦賴胃中穀以資生通腸以推其舊建胃以納其新三焦之氣始得充達而脉不沉矣故宜建胃理中湯

寸関尺

寸脉沉兮胸有痰 左寸重脉洪大也容脉沉水是宿痰資右寸痰治以化痰玉壺丸重濇金匱容脉沉水是留滯胸中亦宜治中加雄黄或半夏丸

化痰玉壺丸

半夏丸　半夏　雄黄　白礬

當関氣短痛難堪　左関主脉弦木也宕脉沉水是引寒入胃右関主脉緩土也宕脉沉水是中焦有寒作痛治以橘皮半夏湯主之

橘皮半夏湯　陳皮　半夏　枳殼　白术
茯苓　桂枝

若在尺中腰脚重小便稠數色如泔　左尺主宕沓水是寒氣有餘右尺主脉洪大也宕脉沉水是水尅火而寒宜八味丸加附桂治之一法用黄芪丸主之

黄芪丸　川椒　茴香　川烏　地龍　防風
烏藥　杜蒺藜　赤小豆　八味丸見前

三曰緩緩者脾土也指下尋之往来遅緩小於遅脉曰緩主四肢煩滿氣促不安潔古曰此太陽風傷衛治宜桂枝湯或枳术湯主之

枳术湯　白　术　枳　實　甘　草　桂枝湯見前

來往尋之狀若遲腎間生氣耳鳴時邪風積氣來衝背膂後三鍼痛即移

太陽中風脈緩頸項強急難以轉側可鍼風池風府隱白三穴再服桂枝湯若緩大者屬皮脈

寸關尺

緩脈關前搐項筋左寸主脈洪火也客脈緩土是火中有土而不畏水右寸主脈濇金也客脈緩土是金宏不利耳木尖主風邪傷衛故項筋搐治宜葛根湯或羌活湯

葛根湯　桂　枝　芍　藥　炙甘草　葛　根　石　膏
麻　黄　生　姜　大　棗　一方去石膏多石膏誤也

羌活湯　羌　活　升　麻　黄　芩　葛　根　石　膏
防　風　麻　黄　藁　本　細　辛　蔓荊子

當關氣結腹難伸左關主脈弦木也客脈緩土是肝克濕盛右關主客脈土是脾濕太盛胃氣受傷宜治以七氣湯或建中湯腹難伸者溫白丸主之

七氣湯　半夏　人參　官桂　甘草　生姜

溫白湯　川烏　柴胡　桔梗　菖蒲　紫菀

蜀椒　黃連　乾姜　肉桂　茯苓

人參　厚朴　巴豆　皂角　吳茱萸

尺上若逢癥結冷夜間常夢鬼隨人左尺主脈沉水也客脈緩土故盛寒病右尺主脈洪火也客脈緩土陰氣土盛相火不能用事下元冷極故夢鬼隨治宜桂枝湯加乾姜湯主之

四曰濇濇者陰金也指下尋之似有舉之全無前虛後實無

復次第曰濇主遍身疼痛女子有孕胎痛無孕敗血為痛

濇脈如刀刮竹行丈夫有此號傷精婦人有孕胎中病無孕還

須敗血成

潔古曰濇主亡血失精婦人孕病或常下赤白或敗血蠱患方馬金散治敗血局方四物湯地黃丸主之失精添髓大補丸主之

四物湯 當歸 生地黃 白芍藥 川芎

添髓大補丸 牛膝 淮山藥 杜仲 巴戟 遠志 山萸肉 肉蓯蓉 五味子 白茯苓 石菖蒲 枸杞子 熟地黃 木香炒

寸 關 尺

濇脈關前胃氣并左寸主脈洪大也若脈濇金是火不足而金偏之右寸主若心金是金有餘則土實胃氣亦并於土治宜以匀氣散或利膈丸及桔梗湯主之

桔梗湯 桔梗 厚朴 半夏 陳皮 枳實

當關血散不能停左關主脈弦木也寒脈濇金是血散不停右關主脈緩土也寒脈濇金是土中有金不能統血肝主血藏不停治宜溫經湯如胃不利治宜調中丸主之

溫經湯

阿膠 當歸 川芎 人參 肉桂

甘草 芍藥 丹皮 半夏 吳茱萸

麥門冬 生姜

尺部如也逢逆冷體寒臍下作雷鳴左尺主脈沉水也寒脈濇金是陰氣盛而陽氣衰右尺主脈洪火也寒脈濇金是陽氣內衰陰氣有餘皆主逆冷腸鳴宜五補丸或華澄茄湯主之

五補丸

淮牛膝 人參 白茯苓 地骨皮 熟地黃

華澄茄湯

人參 細辛 木香 半夏

甘草 白术 華澄茄 草豆蔻

荊三稜 五味子 高良姜 大腹皮

青皮 阿黎勒皮

五曰遲遲者陰主也指下尋之重手乃得隱隱曰遲主腎虛不安此陰盛陽衰則榮衛凝而血氣為阻故脈一息而三至是為遲也

遲脈人逢狀且難遇其季夏不能痊神工診得知時候道是脾家水必乾

潔古曰遲陰也季夏陽也季夏得遲脈此為失時土剋水也故不能痊治宜瀉心肺補肝腎瀉心者導赤散補腎者地黃丸主之

導赤散　木通　甘草　生地黃

地黃丸　熟地黃　淮山藥　茯苓　福澤瀉　山萸肉　牡丹皮

寸関尺

寸口脈遲心上寒左寸主脈洪火也客脈遲主是陰來乘陽右寸主脈濇金也客脈遲主是上焦寒溫故治主心上有寒治宜桂枝湯不已术附湯主之

术附湯　白术　香附子　乾姜　桂

當關腹痛飲漿難左關主脈緩木也客脈遲主右關主脈緩土也客脈遲亦土是陰寒大過故治主腹中作痛治宜桂枝加附子湯主之

桂枝附子湯　桂枝　香附子　甘草

流入尺中腰脚重厚衣重覆也嫌單左尺主脈沉水也客脈遲主是寒溫在下右寸主脈洪火也客脈遲主是陰盛陽虛治宜附子理中湯主之

附子理中丸　人參　香附子　乾姜　白术　甘草

六曰伏伏者陰木也指下尋之似有呼吸定息全無再再尋之不離三關曰伏主毒氣閉塞三關四肢沉重手足時冷

陰毒伏氣切三焦不動榮家氣不調不同春秋與冬夏徐徐發汗始能消

池氏曰積陰冷毒之氣而伏滯於三焦致衛氣不調榮血不行三焦之氣閉塞此症不必問四季須發散通其三焦潔古曰潰形以爲汗宜麻黄附子細辛湯或秋冬以升麻湯春夏以麻黄湯極曰陰盛陽發汗則愈

升麻湯　升麻　雞蘇　地骨皮　蜂房　甘草　細辛　防風

寸關尺

積氣胸中寸脈伏右寸主脈洪大也客脈伏木是陰來乘陽右寸主脈濇金也客脈伏木主胸中有積氣

治宜沉香丸主之

沉香丸　沉香　木香　枳殼　蘿蔔子　生薑

當關膈噎常瞑目左關主脈弦弱也若脈伏亦木是風邪旋患
右關主脈緩弱也若脈伏木是中焦氣聚而
不散乃風溫之氣治主腸
痺治宜三膈寬中散主之

三膈寬中散

砂仁　青皮　白豆蔻　陳皮
丁香　木香　甘草　香附子
厚朴

尺部見之氣不消坐臥難安還破腹左尺主脈沉水也若脈伏
木是風寒在下右尺主脈
洪大也若脈伏木是木盛剋土宜主
破腹坐臥不安治宜四白湯主之

四白湯

白朮　白茯苓　白芍藥　黃芪　加姜棗

七曰濡　濡者屬金也指下尋之似有再再遲來按之依前却
去曰濡主少力五心煩熱腦轉耳鳴下元極冷
按之似有舉之無髓海丹田定已枯四體骨蒸勞熱甚藏府終
傳命必殂

髓者腎之主也四體骨蒸者腎氣衰絶土來剋水故命必殂

寸關尺

濡脈關前人足汗左寸主脈洪大也右脈濡金是氣右不能衛外右寸主脈主濡金也右脈濡而金二金相合浮主多汗

當關氣少精神散左關主脈弦木也若脈濡金是木不能護子顧母右關主脈緩土也若脈濡金是土顧金而不復母讐金者土而不滋子護治主精神散失治宜四君子湯加茯苓

加味四君子湯 人參 白朮 茯苓 甘草 茯神

尺部綿綿卽惡寒骨與肉疏都不管左尺主脈沉水也若脈濡金是亡不能生血肝不能藏血脾不能統血右尺主脈洪大也若脈濡金是氣已耗徹故骨肉不相親是謂骨痿不能起床五損至骨者死不治

八曰弱弱者陰金也指下尋之爛綿相似輕手乃得重手稍無快快不前曰弱主氣虛於表生產後客風面腫

三関快快不能前只爲風邪與氣連少年得此須憂重老弱逢之病即瘥

潔古曰脉若爛綿者陽氣弱也快快者輕手乃得也不前者重手稍無也少年春夏也脉當洪大而得弱脉故其憂重也老弱秋冬也脉當微毛故病即瘥也

寸関尺

関前弱脉陽道虚左寸主脉洪火也虚脉弱金是心氣虚右寸主脉濇金也虚脉亦金其脉皆係陰金陽道所以虚也治宜五補丸五補丸見前虚久補四逆湯急治之

四逆湯 甘草 香附子 乾姜 黄連

関中有此氣多疏左関主脉弦木也虚脉弱金是肝氣虚右関主脉緩土也虚脉弱金是氣多疏散治宜瀉黄散或平胃散二方皆治弱

瀉黄散 升麻 防風 白芷 黄芩 枳殻

半夏　石斛　甘草

平胃散見前

若在尺中陰氣絶痠痛引度在皮膚左尺主脈沉水也客脈弱金是金弱不能生水腎氣內絶右関主脈洪火也客脈弱金是陽盛陰絶故痠痛引於皮膚三進孤陽不能獨守離其原也此陰氣已絶因無治法故不立方

九道脈之圖

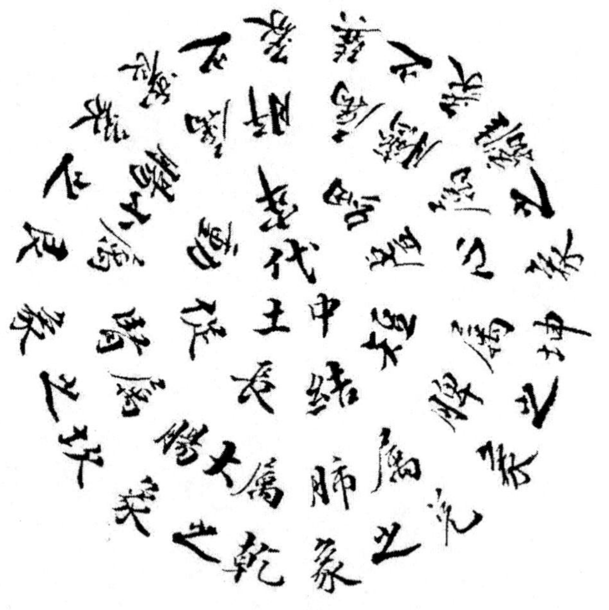

雲岐子曰九道脈者從天地九數之理說也經曰善言天者

必有應乎人是以天有九星地有九州人有九藏亦有九野故立九道脈以應天地陰陽之法也而其次則以卦為序亦以應九宮九藏之法也

九道脈訣

一曰長長者氣家也為陽發腠理指下尋之三關如持竿之狀舉之有餘曰長過於本位亦曰長主渾身壯熱夜臥不安池氏曰長脈來去不絕見於左關人迎之位感於陽邪熱毒在心肝二經傳之三焦其熱壅閉乃陽滛熱痰治之須發其汗散其陽邪方愈

長脈迢迢度三關指下胎水又却遶陽毒在藏三焦熱徐徐發汗始得安

陽毒在藏在五藏之標耶在五藏根本何為五藏之本心肝

脾是也何為五藏之標皮毛血脈肌肉筋骨是也發汗在標宜升麻湯一法加羌活麻黄渾身壯熱以地骨皮散主之

地骨皮散　地骨皮　茯苓　柴胡　黄芩　知母　生地黄　石膏　生姜

二曰短短者坤之象也謂陰歸六府指下尋之不及本位曰短主四肢惡汗腹中生氣宿食不消

短脈陰中有伏陽氣壅三焦不得昌藏中宿食生寒氣大瀉通腸必得康

潔古曰宿食生寒氣謂陰中伏陽也使三焦之氣不得通行於上下故令大瀉通腸使三焦之氣宣行於上下故用巴豆動藥也久病溫白丸新病備息丹溫白丸見前緩脈

備息丹

三曰虛虛者陰也離之象也離中虛火象之心屬火主血血虛脈息難成指下尋之不足舉之亦然曰虛主少力多驚心中恍惚小兒驚風治宜瀉青丸主之

瀉青丸　羌活　防風　川芎　當歸　黑梔子

大黃　龍膽草　竹葉湯送下

恍惚心中多悸驚三關定息脈難成血虛藏府生煩熱補益三焦便得寧

大抵血虛則熱補益三焦使其氣平和治以加減小柴胡湯

加減小柴胡湯　柴胡　黃芩　地骨皮　人參

知母　半夏　茯苓　甘草

白芍藥　加姜

四曰促促者陽也坎之象也指下尋之極數併居寸口曰促

漸加即死漸退即生又時一止復來者曰促其脈陽盛而陰不能相和也漸退則陰生故得生

促脈前來已出関常居寸口血成斑忽然漸退人生也若或加命時在天

潔古曰升而不降前曲後居如操帶鈎曰死漸退者以陽得陰則解加進者獨陽脫陰故命在天也

五曰結結者陰也究之象也指下尋之或來或往聚而却還曰結主四肢氣悶連痛時來又脈來緩時一止復來者曰結其脈陰獨盛而陽不能相入也血留而不行氣滯而不散故四肢悶痛

積氣生於脾藏傍入腸疼痛陣難當只宜稍瀉三焦結莫謾多方立紀綱

兌居西方故氣積於脾藏右傍大腸屬金金受火邪乃作疼痛三焦相火也稍瀉火因結驚癖也當緩下之勿遽用寒藥急攻

六曰代代者中土象也指下尋之動而復起再再不能自還曰代主形容羸瘦口不能言若暴損氣血以致元氣不續人參黃芪湯主之傷寒代者炙甘草湯主之

人參黃芪湯　人參　茯苓　熟地黃　甘草
地骨皮　黃芪　桔梗　白芍藥
天門冬　半夏　當歸　陳皮

代脈時時動若浮再而復起似還無三元正氣隨風去魂魄冥冥何所拘

中土生上中下三焦正氣風邪害於脾故正氣隨風去也

七曰牢牢者陰也震之象也指下尋之於無按之却有其脈沉而有力動而不移曰牢主骨間疼痛氣居於表故裏實表虛也

脈入皮膚辨息難時時氣從在胸前只緣水火相刑剋欲待痊除更問天

潔云曰牢脈水也前後有水火相刑之象也牢為陰以水尅火故命在天也又曰水火併於胸寒熱發於表是為牢脈此係危症故不立方

八曰動動者陰也艮山象也指下尋之似有舉之還無再再尋之不離其處不往不來曰動主四體虛勞崩中血利治以赤石脂禹餘粮赤石脂丸亦主之

動脈根源氣主陰三關指下緩沉沉血山一倒經年月志士名

醫只可尋

池氏曰動脈按之沉沉如水中一石輕取之脈不應指重按之微力有而礙指乃陰盛內損女子經血來如山崩宜八物湯止之

八物湯　當歸　白芍藥　熟地黃　白朮　人參
乾姜　茯苓　桂　加生姜

九曰細細者陰也冀之象也指下尋之細細似綿來往極微曰細主脛酸髓冷乏力泄精其脈蓋因血冷氣盛腎無所養陰不榮於上陽不榮於下陰陽不相守力乏無精治法春夏地黃丸秋冬八味丸主之

乏力無精脛裏酸形容焦悴髮毛乾如逢冬季經霜月不療其病必自痊

此症皆由腎氣不足所致，冬主水，故不療自愈，宜普濟茴香丸主之。

普濟茴香丸

葳靈仙　川烏　陳皮　防風　川楝子　萆薢　烏藥　川椒　赤小豆　茴香　地龍

五運齊化兼化圖

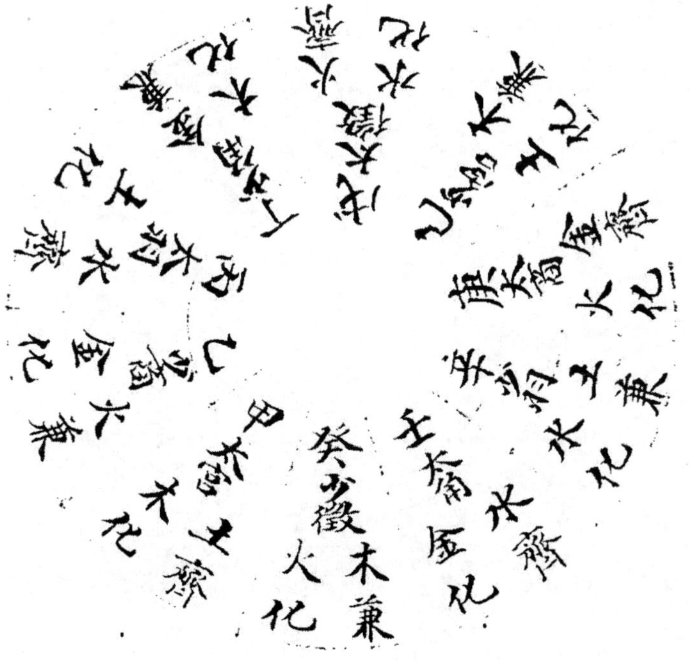
甲太宮木化土齊
乙少商火兼金化
丙太羽水齊土化
丁少角木化金兼
戊太徵火化水齊
己少宮土化木兼
庚太商金齊火化
辛少羽水化土兼
壬太角金化水齊
癸少徵火化木兼

六氣正對化圖

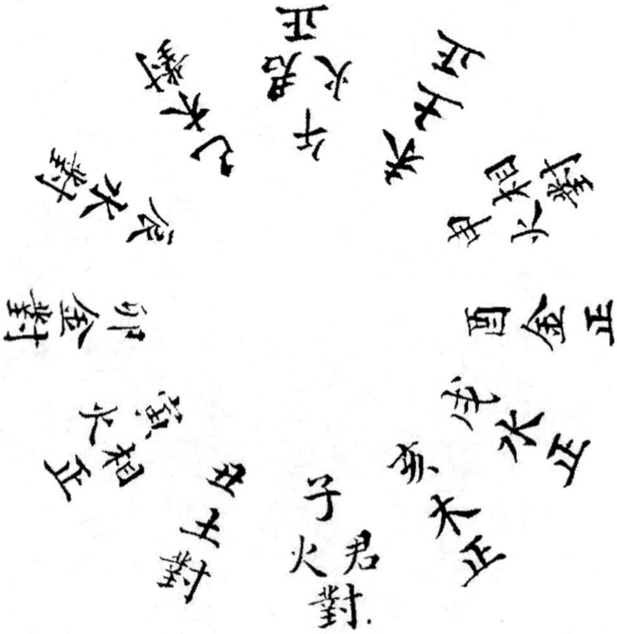
午君火正
未土正
申相火對
酉金正
戌水正
亥木正
子君火對
丑土對
寅相火正
卯金對
辰水對
巳木對

五運齊化兼化六氣正化對化詩

運過勝己畏齊化不及乘衰勝己兼太過被剋不及助皆為正化是平年氣寅午未酉戌亥正司化令有餘於子丑卯辰巳申歲對司化令不足言

五運之中運統主一年之運也中運太過則畏勝己者則畏其盛反齊其化矣如太宮土運反齊木化太角木運反齊金化太商金運反齊火化太徵火化反齊水化太羽水化反齊土化也即所謂畏其旺反同其化迫其所不勝也中運不及則弱勝己者則乘其衰來兼其化矣如少宮土運木來兼化少角木運金來兼化少商金運火來兼化少徵火運水來兼化少羽水運土來兼化即經所謂乘其弱來同其化所不勝迫之也中運戊辰陽年火運太過遇寒水司天則為太過被制中運乙卯陰年金運不及遇燥金司天則為同氣中辛卯陰年水運不及則為相生俱為不及得助凡遇此類皆為正化平和之年也氣者六氣之客氣統一歲司化之氣也如厥陰司巳亥以厥陰屬木木生於亥故正化於亥對化於巳也少陰司子午以少陰為君火當正南離位故正化於午對化於子也太陰司丑未以太陰屬土居中寄於西南未宮故正化於未對化於丑也少陽司寅申以

少陽屬相火位卑於君火火生於寅故曰化於寅對化於申也陽明司卯酉以陽明屬金酉為西方金位故曰化於酉對化於卯也太陽司辰戌以太陽為水辰戌屬土並水行于中而戌居西北屬水漸旺之鄉以是洪範五行以戌屬水故曰化於戌對化於辰也是以寅午未酉戌亥為正化正化者令之實實主有餘也子丑卯辰巳申為對化對化者令之虛虛主不足也

二、診法

指迷救弊言不分卷

〔清〕袁佳士撰

清抄本

指迷救弊言不分卷

本書爲中醫診法類專著。書名據第一篇篇名而擬。全書大致分爲三個部分：第一部分，開篇爲袁佳士先生《指迷救弊言》，後輯録脉診專論若干篇，大多來源於歷代脉學名著，有取脉入式、寸關尺義、六部所主、五臟浮沉、取脉有權、五臟經脉、五臟病脉、五臟死脉、諸脉狀歌、諸脉狀主病、婦人脉法、小兒脉法、諸病宜忌脉等；第二部分爲『上達篇』，下列脉位法天論、大小腸脉在兩寸問、三焦在右尺辨、寸口者脉之大會、脉有神機、三部九候、七診、六殘、上魚脉、上下來去至止、陰陽大法、陰陽相乘相伏、重陰重陽、分析臟腑陰盛陽衰、陰陽絶、脉無根、上部有脉下部無脉下部有脉上部無脉、經絡虚實、有力無力、傷寒脉大法、脉不再見、胃氣爲本、推法、脉有亢制、脉合形性、人迎寸口、靈樞脉法、運氣脉、方宜脉、十二經不復朝於寸口、奇經督脉衝脉任脉見於寸口、手檢圖脉法、一臟無氣四歲死辨、從証不從脉、從脉不從証、形肉已脱九候雖調猶死、七診雖見九候皆從者不死、趺陽太谿太衝、太素脉論、太素脉可采之句、脉案格式、袁佳士先生録傷寒脉法等小目；第三部分爲内景及經絡穴位歌圖，以及文章若干篇。本書彙輯諸家脉學於一書，具有一定的參考價值。

指迷救弊言

指迷救弊言

袁佳士先生撰　秋帆　李如燿録

醫學之道始有軒岐而後啓諸賢互相發明莫不寄存救世之心濟人之念故倉扁之神仲叔之聖而猶折臂折肱者誠以醫道茲[illegible]賢尚且擔心若此而況今之

[illegible]言卓乎不嗜利此固斯世斯民之[illegible]
乘軒車策駟馬令人之景仰也致若師訓未聞素靈未覩妄稱世
授肩立醫林徒知羌芥踈風檳烏順氣頭疼發散胸滿消磨見熱
投涼遇寒加熱偏執一隅昧於全局道終於此誰不能醫牧豎樵

童習堪師表又何珍才重品隆貴明良不惟不足以操司命之權柳且大失醫宗之統事豈淺鮮能不慎哉然病家亦當自明近今世俗值一朝有病其心必早起而晚除非患而今脫方爲如願倘[illegible]之不合辭張而邀李

[illegible][illegible]莫[illegible]擇醫[illegible]擇醫莫大抵人之有病自必不知[illegible]能醫何必又賴于醫世有不達之輩每遇書方之際從傍妄言曰此係甚病當用某藥某味可用而某不可用醫若不聽即拂其意雖用奇方妙劑其心總是不甘抑知病在疑似之間奚堪庸俗紛

紜之謬說一着之差此生付矣人情之反覆不常醫流之賢愚不等不失人情時醫辨誤古人論之已詳今試舉三端直叱其弊世俗病有惡寒發熱開口便曰熱班寒涼休用屢見病人唇焦舌裂

、、、、、反重覆致患者煩燥狂亂。

之人家〻一奉集書尤甚每值時行痘疹之候户〻
知是否即用蝦雞羊肉之類作湯妄進俾風寒發熱者檀授之而
風邪不解身熱反熾而留連或積熱發疹者亂食之而大熱不清。
藏腑靡寧而躁痒即至甚有咳嗽淹纏而經歲難痊如真正出痘

者誤服之而滋助火毒身熱煩渴而痘反出遲每見火裡生苗秀而不實有磊落者反變重而雜症疊生稠密者陷危亡而淪于不救殊不知痘本胎毒潛藏感遇時行則發寒熱吐瀉有風寒積滯之不同陷伏從期有火鬱毒錮之各異豈可一例妄施異容湯飲混進遡源稽古遍考方書已上等項乃發毒動火之物痘疹用此必力盡計窮無藥可療不忍待斃用以刼奪目擊投此類者十中難全一二庸俗無知固不足論可咲縉紳之家亦迷不悟最可賤者有等托名醫痘實圖肥己那管死生計將假添水連設騙賺錢此種隱害朦然不省眼見成家兒孫不享深可悲慨致使世俗習

附指迷救弊言

以為常不放標起脹灌膿結痂不分順逆任意亂投開口升發動曰扶漿不知氣煦血化毒解火清自然成漿何須扶托雖保元百補亦當酌用若火烈毒熾氣類[illegible]敗漿從何來雖具神丹仙散恐亦難痊豈憑須臾渣汁能挽回造化之全功哉歷觀痘之順變險而險變逆者皆誤投前物以致反生為殺矣悲夫近見女科一輩最險惱恶凡婦人分娩產理稍有遲難穩婆乘機取利不顧產婦之性命胎兒之生死動手亂拆多致子母雙亡天幸不死必致終身帶疾獨是動手拆兒乃萬不得已之事因子死腹中藥難下遂無法可使始選精細穩婆小心動手此亦背城一戰冀圖僥倖之

極計也世俗無知藉為常事使此弊大行殺人無筭豈知產育一事瓜熟蒂落生化自然或生理不順者由努力不當坐草太早致有橫逆之苦亦當耐心守候按方調藥依法浴摩慎勿先自着忙致令產婦驚恐故先哲有言曰喚穩不宜早用力不嫌遲誠產育之明鑑也目擊前弊深可驚畏已往者既經枉矢而追悔莫及將來者恐懼此禍而猶不自覺悟故特揭此三端誤人之最者為鑑而餘者亦難細述然欲燭迷而[illegible]弊再須苦口而藥言惟願業醫者務存忠厚之心莫懷詐偽之念與其不明毋寧不治切弗以人命如鴻毛將方藥為嘗試苟能朝稽夕考待價而沽醫道何患不

附指迷救弊言

醉玲

行擇醫者亦勿覽彼身披麗服頭帶華冠乘輿跨馬而誤認此繡麒麟者為能口吐花言善於詞飾而偏聽瓦釜如雷鳴者為貴噫嘻懷才者不衒矜誇者不長盛門之後每有虛名朴素之家常多英俊必熟察其素常乃能識其學問若非碩信於平時當危疑之際安能展彼之所長專心致志治堪獲效爾疑我惑鮮見成功晚本末學更又樗才固知一木不足以撐廈獨力不能以撼山並非喜矜妄辯實見此迷此弊乃通世之大患而流害無窮不得不為之指救以勸將來雖然古今之人已不同今昔之時亦有異經濟之輩偏遭運厄于鹽車斗筲之流反逞時逢於駛馬以致鐘釜同聲

嵩影並冀使懷奇之士甘把心俯首于林泉井蛙之徒浮吐氣揚眉于朝野抑知病關生死藥係安危投治少差存亡瞬息若無鷄燈面壁之功潛心精一之學而一旦輕議斯道者未有不禍人于無見無聞而同蹈白刃之慘者也善願我之同儕及諸病家覽此俚言仰祈悔改勿謂狂言幸無嗤詆不揣愚陋謹陳芻蕘請質高明幸為教正

嘉慶丙子年春王月下浣

文泉李如燿敬録

附指迷救弊言

醉吟

徐明彩録

取脉入式

醫家取脉常以平旦之際取手太陰肺經掌後高骨名曰關關之前名曰寸關之後名曰尺浮以取表沉以取裏中以取胃氣寸部法天候胸以上至頭之有疾也關部法人候胸膈以下至臍之有疾也尺部法地候臍以下至足之有疾也左脉候左右脉候右兩手皆然病者危迫則勿以平旦為拘雖一日三診之

寸關尺義

從魚際至高骨却行一寸因名曰寸去尺澤一尺因名曰尺界乎尺寸之中因名曰關

六部所主

○左寸主心與小腸左関主肝胆左尺主腎與膀胱右寸主肺與大腸右関主脾胃右尺主腎與命門諸家脉訣皆以三焦合于右尺於理爲悖辨在下集

五臟浮沉

○與皮毛相得者肺脉也與血脉相得者心脉也與肌肉相得者脾脉也與筋相得者肝脉也與骨相得者腎脉也

取脉有權

輕以取府重以取藏諸陽脉爲府諸陰脉爲藏陰中有陽陽中有

陰浮亦有藏沉亦有府取脉有权不可執也

五藏經脉

經脉者常脉也平人無病之脉也心脉浮大而散肺脉浮濇而短肝脉弦長而和脾脉緩大而敦腎脉沉軟而滑醫者一呼一吸病者脉來四至五至是皆平人無病之脉也

五藏病脉

凡肝弦心洪脾緩肺毛腎石俱要中和太過固病不足亦病太過者脉來强實是也病在外不及者脉來虛微是也病在中

五藏死脉

○脉來前曲後踞如操帶鉤曰心死脉來堅勁如新張弓弦又如循刃曰肝死脉來堅銳如烏之啄如烏之距如屋之漏如水之流介然不鼓曰脾死脉來如物之浮如風之吹毛曰肺死脉發如解索辟辟如彈石曰腎死凡此皆真臟之脉無胃氣以和之故謂之死

諸脉狀歌

浮沉遲數　滑濇緊緩　虛實小大　長短芤伏
洪軟弦弱　微動革促　結代散毛　鈞石溜疾

諸脉狀主病

脉經論脉大都二十四種今不拘其數凡所常論者悉備於後

浮自皮膚之上得之曰浮陽也金也為病在表浮而緩曰風浮而
緊曰寒浮而虛曰暑浮而濇曰霧露浮而滑曰風痰浮而有力曰
表實浮而無力曰表虛浮而數曰表熱有瘡痒浮而遲曰表寒喜
之多而促曰表有癰疽瘦人得浮脉三部相得曰肌薄肥人得
[illegible]為恐懼

[illegible]則又数也九
二至則数之極也陽脉也為陰虛為熱七至曰
八至已為難治九至以上皆為不治脉來数而堅如銀釵之股
曰蠱毒若嬰童純陽之氣則七至八至又其常也不在大人之例
滑脉來如珠之斡旋曰滑陽也土也為實為下為陽氣衰滑而收
斂脉行清者曰血有餘滑而三五不調脉行濁者曰痰也右関滑

者曰有食積婦人尺内滑曰有孕兩寸滑曰痰火一手獨滑曰半身不遂

濇脉來如刀刮竹皮之狀曰濇陰也金也為霧露為血枯為精涸為盗汗為心痛為不仁浮而濇曰表惡寒沉而濇曰裏燥涸兩寸濇甚曰液不足兩關濇甚曰血不足兩尺濇甚曰精不足必艱於嗣

緊狀如轉索勁急曰緊陰陽相搏也為寒為痛為筋攣為中惡緊而洪曰癰疽緊而數曰中毒緊而細曰疝瘕緊而實曰内脹痛緊而浮曰傷寒緊而濇曰寒痺緊而沉曰寒積

緩狀如琴弦久失更張縱而不整曰緩陰也土也為病不足為風為表虛與遲脉不同遲以數言緩以形言其別相遠矣若脉來不浮不沉中取之從容和緩者脾之正脉也浮而緩曰衛氣傷沉而緩曰榮氣弱諸部見緩脉皆曰不足謂其不鼓也

虛脉來有表無裏曰虛為暑為腸澼為陰虛精氣不足左寸虛曰驚悸右寸虛曰喘息左關虛曰肝衰右關虛曰脾弱兩尺虛曰腎怯兼濇者必艱於嗣

實中取之沉取之脉來皆有力曰實陰中之陽也土也為病在裏實而靜三部相得曰氣血有餘實而躁三部不相得曰裏有邪也

當下之若一部獨實必辨藏府所責之婦人尺中實曰有孕

小脉形減於常脉一倍曰小脉經首論脉形二十四種有細而無小今之小其即古之細乎陰也病為不足若無病人兩手三部皆小往來上下皆從此稟質之清不在病例若一部獨小一手獨小曰病乍大乍小曰邪祟諸部小而急皆曰瘕疝

大脉形加于常脉一倍曰大陽也若得病而脉始大或久病而脉暴大此為邪盛經曰大則病進是也若平人三部皆大往來上下自如曰稟質之厚亦不在病例若一部獨大一手獨大斯可以占病矣

長過於本位相引曰長陽也水也長而軟滑曰氣治長而堅搏曰氣病上部主吐中部主飲下部主疝長而洪曰癲狂病長而搏曰陽明病女人左關獨長曰多淫慾男人兩尺修長曰多春秋（春秋者壽數也）

短不及本位來去乖張曰短陰也上不至關（曰陽絶）下不至關曰陰絶乍短乍長曰邪祟寸短曰頭痛關短曰宿食尺短曰脛冷過於悲哀之人其脉多短可以占氣之病也

芤脉來形大如葱按之中央空兩邊實曰芤陰去陽存之脉也主上下出血遺精盜汗各隨所在而論之或云芤草名似葱而有指按之形以斯脉似之因以得名

○伏脉形潛隱於骨間曰伏陰也水也為積聚為疝瘕為少氣為憂思為痛甚伏而数曰熱厥亢極而兼水化也伏而遲曰寒厥陰極而氣將絕也

○洪猶洪水之洪脉來大而鼓也若不鼓則脉形雖濶大不足以言洪如江河之大若無波濤洶湧不得謂之洪陽也火也病則為熱洪而有力曰實火洪而無力曰虛火洪而急曰脹滿洪而滑曰熱痰洪而数其人暴吐曰中毒諸失血遺精白濁溢汗脉洪曰難已傷寒汗後洪脉曰死

○輭亦作濡脉來按之無力如水上之浮帛曰濡陰陽俱損之脉也

為中濕為自汗為冷為痺兩寸濡曰陽虛無氣以息兩關濡曰中虛脾胃有虧兩尺濡曰濕甚病為泄瀉

弦絃同脉來如按琴絃曰弦陰中之陽也木也為病在肝為流飲作痛雙弦者脉來如引二線也為肝實為痛若單弦只一線耳弦而激曰怒弦而浮曰外感風弦而數曰熱生風弦而搏曰飲弦而急曰疝弦而沉曰肝氣弦而乍遲乍數曰瘧

弱軟之甚也自脉經而下軟弱各言其狀其實幾希之異耳陰也為陽虛恐怖為氣血不足久病羸弱之人多有之

微脉來極細而軟或欲絕若有若無也陰也諸部見之皆曰不足

近死之脉也兩尺微曰下痢逆冷

動脉來厥厥動搖曰動陽也其脉多見于関上陰固於外陽戰於內故有此脉陰陽之爭可知矣為痛為驚為崩脫為瀉痢見於寸者為陽陽動則發汗見於尺者為陰陰動則發熱

革按之如鼓皮虛大而堅曰革牢之别名也謂之牢者牢守其位不上不下也陽也此精血遺亡而氣獨守故主半産漏下男子遺精若中風而得之者陰虛而風勁也感濕而得此者土亢而風木承之也此之謂無胃氣經曰脉不往來者死其斯脉之謂乎

促數時一止曰促有断促之義陽脉之極也陽盛而陰不能和之

故有此脉為氣結為癰疽為狂為怒漸退者生漸進者死
結遲時一止曰結有結滯之義陰脉之極也陰盛陽不能入之故
有此脉為癥結為寒氣張長沙為結促皆病脉則近于死可知矣
代脉經曰脉五來一止不復增減經名曰代七來一止不復增減
亦名曰代然則代者止而有常如四時更代而不失其常也後人
以脉來止而難回曰代本藏氣絶他藏代之曰代夫止而難回即
是止耳何以言代本藏氣絶則他藏必相因而病代之之説亦難
通學者宜以脉經為定論陰陽驟損之脉也為血虧壞元氣不續
孕娠三月者多有之霍乱之候亦有之此病脉也他病得此脉者

正死不疑

散脉来涣散不聚曰散陽也火也夏令之脉也非其時而得之者血亡而氣欲去也散而滑者為妊娠心部散曰心多喜

毛脉来浮濇類羽毛也金也為病與濇脉同

鈎脉来前曲後踞如帶鈎也上古論脉稱鈎而不稱洪古之鈎其即今之洪乎

石陽至而絶曰石腎之危脉也水絶不濟火故有此脉

溜脉来如水之溜曰溜陰陽和平無相勝負之脉也其即滑而清之謂乎

疾即数也所謂躁音竈者亦疾也所謂駛音品如馬走也者亦疾也

怪脉類

世論怪脉大都八種今稽於經殆不止此悉著於後以廣學者之見聞　二十四種怪脉歌湧泉浮合彈石啄屋漏解索魚翔蝦游偃刀轉豆火新散葉省客交漆横格弦縷委土懸雍如丸如舂如喘霹靂關格覆溢

湧泉　一名沸釜脉在筋骨間湧湧而至如泉之湧出也

浮合　脉來後至者反凌乎前如浮波之合也

彈石　脉在筋骨間劈劈然而至如石之彈指也

雀啄　脉連來三五下且堅且鋭如鳥之啄也

屋漏　脉來良久一滴濺起而無力也

解索　脉來如乱繩初解之狀散乱之意也

魚翔　脉來浮中間一沉如魚之出沒也

蝦遊　脉來沉中間一浮如蝦之動静也

偃刀　脉來一絲堅勁如循鋒刃之芒也一名循刀

轉豆　脉來形大且短且堅且濇也一名泥丸

火新　脉來如火新燃之狀隨起隨滅也

散葉　脉來如散落之葉不常其狀也

省客　脉來省問之客旋復去也

交漆　脉來左右旁至如交漆之下梟梟然而交也

横格　脉來横阻如木之横格於指下也

弦縷　脉來細而直也此亦偃刀之別名

委土　脉來如委顏之土頑而虛也此亦革之別名

懸癰　雍癰同脉來如懸贅之癰丸丸左右彈而根不移也

如丸　脉來滑不直手按之不可得也

如舂　脉來極洪極實如杵之舂也

如喘　脉來如喘人之息有出而無入也

霹靂　脉來靜時忽鼓數下而去如霹靂之轟空也

關格　人迎四盛以上為格陽寸口四盛以上為關陰

覆溢　脉來冲逆溢上於魚際曰溢脉來洪滑陷入於尺中曰覆

亦曰関格

以上諸脉古稱死候苟至於此雖上工無所用其技

婦人脉法

○婦人尺脉常盛而右手脉大皆其常也若腎脉微濇與浮或肝脉沉急或尺脉而斷絶不匀皆經閉不調之候

婦人尺脉微遲為居經月事三月一下

婦人三部浮沉正等無他病而不月者孕也尺大而旺亦然左尺洪大滑實為男右尺洪大滑實為女

骵弱之婦尺内按之不絶便是有子月断病多六脉不病亦為有子所以然者体弱而脉難顯也脉經曰三部浮沉正等按之無絶者妊娠也何常拘於洪滑耶陰搏陽別謂之有子搏伏而鼓也陰搏者尺守之陰搏也是陰中有別陽故謂有子

妊娠初時寸微尺数按之散者三月也按之不散者五月也

婦人經断有軀其脉弦者後必大下不成胎也

妊娠七八月脉實牢強大者吉沉而細者難產而死

脉經曰左手沉實為男右手浮大為女左右手俱沉實猥生二男左右手俱浮大猥生二女脉經之所論止於二男二女而已若三

男三女一男一女皆未之及也脉訣雖有縱横順逆之論於理難通是固高陽生之私言耳戴同父非之是也然則三男三女一男一女聖經未有明言後學者亦必強爲之説若曰知之必是過長桑君飲以上池之水能視垣一方人者斯可矣吾則不能爲妄語以誑世也

婦人陰陽俱盛曰雙軀若少陰（即尺脉）微緊者血即凝濁經養不周胎則偏夭其二獨死其一獨生不去其死害母失胎

女人得革脉曰半産漏下得離經之脉曰産期離經者離乎經常之脉也蓋胎動乎中脉乱於外勢之必至也

新産傷陰出血不止尺脉不能上関者死
婦人脉平而虚者乳子也小兒飲乳則血脉不能和也
婦人帯下脉浮悪寒漏下者不治
婦人尺脉微弱而濇少腹冷悪寒年少得之為無子年大得之為絶産

小兒脉法

小兒三歳以下看虎口三関初為風関次為氣関末為命関以男左女右為則紋色紫曰熱紅曰傷寒青曰驚風白曰疳淡黄淡紅曰無病黒色曰危在風関為軽氣関為重命関為危及三歳以

上乃以一指取寸關尺之處常以七至為率加則為熱減則為寒

皆如大人診法三歲以下即一二三歲也三歲以上即四五六歲也

小兒脉亂身熱汗出不食食即吐多為變蒸

小兒四末即四肢獨冷股慄惡寒面赤氣汹涕淚交至必為痘疹

諸病宜忌脉

中風　宜浮遲忌急數

中惡　宜浮緩忌堅數

中毒　宜洪大而遲忌細微

傷寒　未得汗宜陽脉忌陰脉已得汗宜陰脉忌陽脉溫病同

咳嗽　宜浮濡忌堅急弦小

腹脹　宜浮大忌沉小

下痢　宜沉細忌浮大

癲狂　宜實大忌沉細

消渴　宜數大忌虛小

水病　宜浮大忌沉細

上氣　宜伏匿忌堅強

霍亂　宜浮洪忌微遲

衄血　宜陰脉忌陽脉

腹痛　宜沉細忌短濇

心痛　宜浮滑忌短濇

頭目痛　宜浮滑忌短濇

喘急　宜浮滑忌短濇

金瘡　失血太多宜細微忌緊數陰脉不能至陽者死

墮

隨傷　腹脹內有畜血宜堅强忌小弱

痺痿　宜虛濡忌緊急

癥積　宜沉實忌虛弱

新產　宜沉滑忌弦緊

帶下　宜遲滑忌急疾

䘌蝕　宜虛小忌緊急

上達篇

脉位法天論

聖人以左寸為心左関為肝左尺為腎右寸為肺右関為脾右尺為命門者法乎天也非聖人之私也蓋天之北為坎南為離東為巽西為兑包乎外者為乾居乎中者為坤人生於天地相似左手天之東也巽位在焉巽為木故肝木居乎左関左関之前為心者法南之離也左関之後為腎者法北之坎也右手天之西也兑位在焉兑為金金者肺易曰乾天為金是肺為金而有乾象故居右寸而位乎高右関為脾者脾為坤土奠位乎中以之而承乎肺下

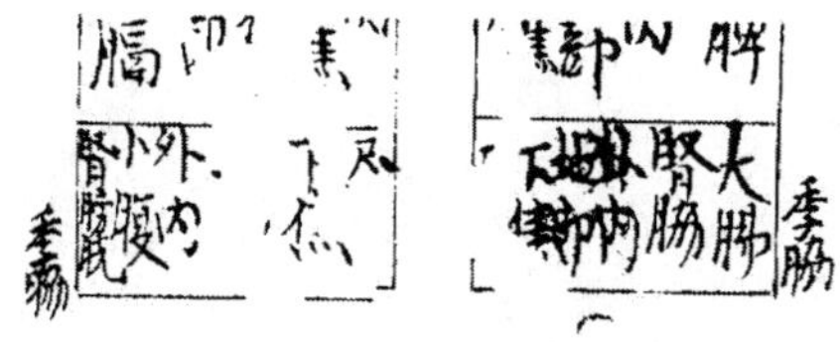

此天高地下之義也乾坤象也右尺爲命門命門者火也以水位而位火此一陽生於二陰之義正所以成坎也向非與天地相似聖人安得以是而畫法哉

大小腸脉在兩寸問

岐伯曰尺内兩傍則季脇也尺外以候腎尺裏以候腹中附上左（即關脉）外（左關脉）以候肝内以候鬲右外（右關脉）以候胃内以候脾上附上（即寸脉）右外（右寸脉）以候肺内以候胸中左外（左寸脉）以候心内以候膻中前以候前後以候後上竟上者胸喉中事也下竟下者小腹腰股膝脛足中事也友人讀内經至此問於余曰如經言之則大小腸亦小腹中之物其脉當於

尺裏取之矣世皆取之於兩寸何也毋乃爲高陽生脉訣所惑與曰非也蓋嘗考之靈樞難經脉矣靈樞以小腸之脉絡於心大腸之脉絡於肺故於兩寸取之亦宜十難曰假令心脉急甚者肝邪干心也心脉微急者膽邪干小腸也是越人亦常於兩寸取大小腸矣脉經曰左手關前寸口陽絶者無小腸脉也陽實者小腸實也右手關前寸口陽絶者無大腸脉也陽實者大腸實也是脉經亦嘗於兩寸取大小腸矣豈後人之私見哉蓋岐伯之論從其位越人脉經之論從其絡此古人不悖之論也

三焦在右尺辨

○三焦者考其經則行乎手考其絡則絡心包考其屬則偏三焦渾無一定之位諸儒脉訣以之合於右尺非也素難靈樞未有明論韓飛霞巧其説曰切脉至右尺必兩手並診消息之取三焦應脉浮為上焦與心肺脉合中為中焦與脾胃脉合沉為下焦與肝腎脉合故曰尺脉第三同斷病嗚呼此訛上之訛説愈巧違道愈遠矣内經曰尺外以候腎尺裏以候腹中未嘗謂尺候三焦也脉經曰尺脉芤下焦虚尺脉遲下焦有寒又曰尺脉浮者客陽在下焦觀此三言尺主下焦耳何以巧説附人哉脉經一巻第七篇脉法讃云右為子户名曰三焦子户命門也右腎為命門男子以藏精

女子以繫胞故爲子户名曰三焦者此猶兩竅之旁名曰太陽云耳非謂太陽經也東垣問三焦有幾蓋可想矣安得熱詞而言義耶若第二卷第三篇雖云右腎合三焦然上有一説云三字則叔和亦附此語以俟參考耳非叔和之定論也明矣今論定上焦從兩寸中焦從二關下焦從兩尺斯則與内經上竟上者胸喉中事下竟下者小腹腰股膝脛中事二句符合雖聖人復起當不易矣

寸口者脉之大會附小兒三關

○寸口者乎太陰肺經也五臟六府肺爲最高而有乾象諸藏府皆居其下其氣燕不上薰於肺故曰肺朝百脉也肺得諸藏府之氣

輸之於經變見於寸口故寸口者脉之大會也若小兒之脉不取寸口獨取三関者盖以小児氣血未定其脉常大常数常滑寸口難候故取三関占之亦謂此處為手太陰肺經散見之餘耳

脉有神机

經曰榮行脉中衛行脉外世之粗醫因而泥之曰脉者氣血而已然氣血豈足以盡之經曰根於中者命曰神机脉之所以神其用者皆元神主宰其机也若以脉中惟是氣血則尺寸之膚皆氣血也何獨於此為脉耶

三部九候

有諸經之部候有寸口之部候皆有上中下三部每部之中又分天地人三三成九名曰九候寸口之部候者寸部浮中沉關部浮中沉尺部浮中沉也諸經之部候者上部天兩額之動脉足少陽胆經太陽是也上部地兩頰之動脉足陽明胃經巨髎處也上部人手太陽小腸經耳前動脉是也中部天手太陰肺經寸口是也中部地手陽明大腸經合谷分也中部人手少陰心經神門處也下部天足厥陰肝經五里分也婦人則取太冲下部地少足陰腎經太谿是也下部人足太陰脾經箕門是也候胃氣則取足趺上之冲陽足陽明經也取諸經之部候即儒者求道於散殊寸口之

部候即儒者本之於一貫也

七診

○七診之說世皆為勿聽子所惑今舉内經以證之黄帝曰何以知病之所在岐伯曰察九候獨小者病獨大者病独疾者病独遲者病獨熱者病独寒者病獨陷下者病王冰註曰診凡有七者此之謂也若勿听子則以静其心忘外慮均呼吸浮以取府中以取胃氣沉以取藏察病人脉息七事為七診呼真可以勿聽矣經曰七診雖見九候皆從者不死味此一句則七診明是自病人言若静其心七句皆自醫者言與七診雖見之文說不去勿听子粗淺也比

如此世皆趨之可慨甚矣

六殘

仲景云脉有弦有緊有濇有滑有浮有沉六脉爲殘賊能與諸經作病

上魚脉

上魚者脉上於魚際也世人常有此脉不可一例論也有兩手上魚者有一手上魚者若平人神色充實而有此脉者此天禀之厚元神充滿上溢於魚也其人必壽若人素無此脉一旦上魚者此病脉也難經曰關之前者陽之動也脉當九分而浮過者法曰太

過減者法曰不及遂上魚爲溢爲外關内格此陰乘陽之脉也脉經曰脉来過寸入魚際者遺尿又曰脉出魚際逆氣喘息又曰脉際而長過寸口者註病史記載濟北王侍人韓女得此脉而腰脊痛倉公曰此病得之欲男子而不可得也失脉一也而爲病種種不同者何也曰但味越人陰乘陽一句更察病人之神色人品斯得之矣

上下來去至止

斯六字者足以別乎陰陽虛實本岐黄之奥旨而滑攖寧闡明之上者爲陽來者爲陽至者爲陽下者爲陰止者爲陰上者自尺部

上於寸口。陽生於陰也。下者。自寸口下於尺部。陰生於陽也。脉有上下。是陰陽相生。病雖重不死。來者自骨肉之分出於皮膚之際氣之升也。去者自皮膚之際還於骨肉之分氣之降也。脉有來去是表裏交泰。病重必起。此謂之人病脉和也。若脉無上下來去。死無日矣。經曰。脉不往來者死。此之謂也。若來疾去徐。上實下虛。為癲厥疾。來徐去疾。上虛下實。為惡風也。至者脉之應。止者脉之息也。止而暫息者。愈之疾。止久有常者死也。

陰陽大法

○凡脉大為陽。浮為陽。數為陽。長為陽。滑為陽。沉為陰。濇為陰。弱為陰弦爲陰短爲陰微爲陰關前爲陽關後爲陰陽數則吐血陰數則下痢陽弦則頭痛陰弦則腹痛陽加於陰謂之汗陰虛陽搏謂之崩陽數口生瘡陰數加微必寒而煩擾不得眠也陰附陽則狂陽附陰則癲得陽屬府得陰屬藏無陽則厥無陰則嘔陽微則不能呼陰微則不能吸呼吸不足胸中短氣依此陰陽以察病也

陰陽相乘相伏

○皮膚之上而關之前皆陽也若見微濇短小之類是陽不足而陰乘之也肌肉之下而關之後皆陰也若見洪大數滑之類是陰不足而陽乘之也陰脉之中陽脉間一見焉此陰中伏陽也陽脉之

中陰間一見焉。此陽中伏陰也。陰乘陽者必惡寒，陽乘陰者必內熱。陰中伏陽者期于夏，陽中伏陰者期于冬。以五行之理推之，而月節可期矣。

○重陰重陽

寸口浮大而疾，此陽中之陽也，名曰重陽。尺內沉細而遲，此陰中之陰也，名曰重陰。上部重陽，下部重陰，陽亢陰隔，癲狂乃成。

○分析藏府陰盛陽衰

脉經曰：左手關前寸口陽絕者，無小腸脉也；陽實者，小腸實也。陰絕者，無心脉也；陰實者，心實也。左手關上陽絕者，無膽脉也。

陽實者膽實也陰絕者無肝脈也陰實者肝實也左手關後尺中陽絕者無膀胱脈也陽實者膀胱實也陰絕者無腎脈也陰實者腎實也右手關前寸口陽絕者無大腸脈也陽實者大腸實也陰絕無肺脈也陰實者肺實也右手關上陽絕者無胃脈也陽實者胃實也陰絕者無脾脈也陰實者脾實也右手關後尺中陽絕者無子戶脈也陽實者亦膀胱實也陰絕者無腎脈也陰實者腎實也

陰陽絕

上不至關為陽絕下不至關為陰絕陽絕死於春夏陰絕死於秋冬

脈無根

經曰諸浮脈無根者皆死是謂之有表無裏也是謂之孤陽也造化所以亘萬古而不息者一陰一陽互為其根也陰道絕矣陽豈獨存乎人身之氣血亦然

上部有脈下部無脈下部有脈上部無脈

經曰上部有脈下部無脈其人當吐不吐者死觀當吐二字便得胸腹有物填塞至陰抑遏肝氣而絕升生之化也故吐之則愈不吐則暴死矣若使其人胸中無物可吐此陰絕於下也亦是死証經又曰下部有脈上部無脈雖困無能為害所以然者人之有尺

譬如樹之有根枝葉雖枯槁根本將自生此雖至理亦不可執○法曰上不至關為陽絕况無脉乎明者可以悟矣若覆病人之手而脉出者此運氣不應之脉非無脉也論在運氣脉中

○經絡虛實

寸部熱滿尺部寒濇此絡氣不足經氣有餘也秋冬死春夏生

寸部寒濇尺部熱滿此經氣不足絡氣有餘也春夏死秋冬生

○有力無力

東垣着此事難知謂脉貴有神有神者有力也雖六數七極三遲二敗尤生此得診家精一之旨也節庵辯傷寒脉法以脉來有力

爲陽証無力爲陰証此發傷寒家之隱奧也杜清碧診論曰浮而有力爲風無力爲虚沉而有力爲積無力爲氣遲而有力痛痛無力爲冷数而有力爲熱無力爲瘡各於其部見之此得診家之要領也

傷寒脈大法

仲景曰浮大數動滑陽脈也沉濇弱弦微陰脈也陰病得陽脈者生陽病得陰脈者死此傷寒家之大指也得此二句而三百九十七法思過半矣

脈不再見

如春直弦浮洪脈者至夏必死浮濇脈者至秋必死得石脈者至冬必死何也真藏之氣先泄也餘季可推

一胃氣爲本

脈以胃氣爲本者脈之中和也中和者弦不甚弦鈎不甚鈎耎不甚耎毛不甚毛石不甚石順四時五行而無大過不及也若春脈弦如循刀刃夏脈鈎如操帶鈎長夏脈耎介然不遏秋脈濇如風吹毛冬脈石來如彈石是得真藏之脈全失中和是無胃氣可與之决死期矣經曰春脈微弦曰平弦多胃少曰肝病但弦無胃曰死胃而有毛曰秋病毛甚曰今病夏脈微鈎曰平鈎多胃少曰心

病但鉤無胃曰死胃而有石曰冬病石甚曰今病長夏微耎曰平弱多胃少曰脾病但代無胃曰死耎弱有石曰冬病石甚曰今病秋脈微毛曰平毛多胃少曰肺病但毛無胃曰死毛而有弦曰春病弦甚曰今病冬脈微石曰平石多胃少曰腎病但石無胃曰死石而有鉤曰夏病鉤甚曰今病四時長夏皆以胃氣爲本診家以比熟之於胸中消息其五行生尅則切脈之餘人之生死病否無遁情矣

○推法

岐伯曰推而外之内而不外心腹積也推而内之外而不内身有

熱也推而上之下而不上腰足清也推而下之上而不下頭項痛斯法也果何為而用之耶師曰若人三部平等脈形端直毋用此法若脈來一部獨斜如內如外一部獨動直前直後方用此法寔為秘訣

○脈有亢制

陽實者人知其脈之洪大矣至其極也而脈反匿伏焉此乾之上九亢龍有悔也陰虛者人知其脈之細微矣至其極也而脈反强焉此坤之上六龍戰於野也是皆陰陽亢制之理惟明者知之

○脈合形性

凡診脈當視其大小長短及性氣緩急脈合形性者吉脈反形性者逆也

人迎寸口

左關之前一分爲人迎右關之前一分爲寸口古人以人迎寸口相應若引繩大小齊等命曰平人若人迎大於寸口一部二倍三倍爲外感風寒寸口大於人迎一倍二倍三倍爲内傷飲食其理安在哉蓋以人迎之分肝胆在焉肝主風故於人迎以候風寒寸口之分脾胃在焉胃者倉廪之官故於寸口以候飲食

靈樞脈法

靈樞經曰人迎一盛病在少陽一盛而躁在手少陽二盛病在太陽二盛而躁在手太陽三盛病在陽明三盛而躁在手陽明寸口一盛病在厥陰一盛而躁在手厥陰二盛病在少陰二盛而躁在手少陰三盛病在太陰三盛而躁在手太陰此家診法以左右分陰陽靜躁別手足亦聖人之至教不可不知者也

運氣脈

運氣之教先立其年干分五運支立司天土運甲己金運乙庚水運丙辛木運丁壬火運戊癸土若餘臣司天分例六化圖推少陽之右陽明治之陽明之右太陽治之太陽之右厥陰治之厥陰之

右少陰治之少陰之右太陰治之太陰之右少陽治之少陽之右少陰君火丑未之上太陰濕土寅申之上少陽相火卯酉之上陽明燥金辰戌之上太陽寒水巳亥之上厥陰風木南北二政其面不同司天在泉移位相從甲己之歲爲南政三陰司天則寸不應三陰在泉則尺不應乙庚丙辛丁壬戊癸斯癸歲者皆曰北政三陰司天則尺不應三陰在泉則寸不應六氣之位少陰居中厥陰尺右太陰居左一定之位不可易也南政之歲厥陰司天則右不應太陰司天則左不應北政之歲厥陰在泉則右不應太陰在泉則左不應司天爲上其位在南則面必北其分左右左西右東在

泉為下其位在北則面必南其分左右左東右西不應之位皆少陰也諸部不應反診較之尺寸反死陰陽交危謂之反者不應而應應而不應尺寸反也謂之交者隔位相交陰當在左交之於右陰當在右交之左也

司天太陰少陰厥陰　在泉厥陰少陰太陰

方宜脉

中原之地四時異氣居民之脉亦因時異春弦夏洪秋毛冬石脉與時違皆名曰病東夷之地四時皆春其氣暄和民脉多緩南夷之地四時皆夏其氣蒸炎民脈多大西夷之地四時皆秋其氣清

肅民脈多勁北夷之地四時皆冬其氣凜冽民脈多石東南卑濕其脈耎緩居於高巔亦西北也西北高燥其脈剛勁居於污澤亦東南也南人北脈所稟必剛北人南脈所稟必柔東西不同可以類剖

十二經不復朝于寸口

此脈經論衝督之脈見也其曰兩手脈浮之俱有陽沉之俱有陰陰陽皆實盛此衝督之脈也衝督之脈者十二經之道路也衝督用事則十二經不復朝於寸口此一小人進諸君子退之象也其人皆若恍惚狂痴猶豫有兩心

奇經督脉衝脉任脉見於寸口
脉來尺寸俱浮直上直下此爲督脉主腰脊強痛不得俛仰大人癲病小兒風癇
脉來尺寸俱牢直上直下此爲衝脉主胸中有寒疝氣上搶心遺溺支滿
脉來橫寸口邊丸丸此爲任脉若腹有氣如指上搶心不得俛仰拘急脉緊細實長至關者亦任脉也若少腹遶臍下引橫骨陰中切痛取臍下三寸
手檢圖脉法

手檢圖云脈大而弱者氣實血虛也脈大而長者病在下脈來浮直上下交通者陽脈也前如外者足太陽也中央如外者足陽明也後如外者足少陰也中央直前者手少陰也中央直中者手心主也中央直後者手太陰也前如內者足厥陰也中央如內者足太陰也後如內者足少陰也前部左右彈者陰蹻也從少陽之厥陰者陰維也從少陰之太陽也陽維也來大時小者陰絡也來小時大者陽維也

按手檢圖脈法惟通融之士能知能行若痴人之前語夢是賊之耳

一藏無氣四歲死辨

脈經曰脈來四十投而一止者一藏無氣却後四歲春草生而死自後脈家皆曰五十動不止者為平人有〻止者一藏無氣後五歲死四十動一止者四歲死三十動一止者三歲死嗚呼書有可信有不可信者肝絶八日死心絶一日死脾絶五日死肺絶三日死腎絶四日死此可信者也不可信者一藏無氣却後四歲春草生而死是也人豈有一藏無氣活四年之理此言之不可盡信者也世之庸醫每每執数語惑衆為甚某甚陋之不得不辨

孟子曰盡信書則不如無書此之謂也

○從証不從脈

脈浮為表治宜汗之此其常也而亦有宜下者焉仲景云若脈浮大心下硬有熱屬藏者攻之不令發汗是也脈沉為裏治宜下之此其常也而亦有宜汗者焉少陰病始得之反發熱而脈沉者麻黄附子細辛湯微汗之是也脈促為陽盛常用葛根芩連清之矣若脈促厥冷為虛脫非灸非溫不可此又非促為陽盛之脈也脈遲為陰寒常用乾姜附子溫之矣若陽明脈遲不惡寒身体濈濈汗出則用大承氣此又非諸遲為寒之脈也是皆從証不從脈也世有切脈而不從証者其失可勝言哉

從脈不從証

表証汗之此其常也仲景曰病發熱頭痛脈反沉若不差身体疼痛當救其裏宜四逆湯此從脈之沉也裏証下之此其常也日晡所發熱者屬陽明脈反浮者宜發汗發汗桂枝湯此從脈之浮也結胸証具向常以大小陷胸下之矣其脈浮大者不可下下之即死是宜從脈而治其表也身疼痛者向常以桂枝麻黄解之矣假令尺中遲者不可汗然以榮氣不足血少故也是宜從脈而調其榮矣此皆從脈不從証也世皆有問証而忽脈得非仲景之非人乎

形肉已脫九候雖調猶死

此岐伯欲人以脈合形也。蓋形肉者脾所主，脾為土，土者萬物之母，觀其形肉脫則脾壞於内而根本喪矣，即使九候雖調猶不免也。形可以勿視乎哉

七診雖見九候皆從者不死

此岐伯欲人融通脈理不可一途而取也。七診者脈來獨大獨小独遲独疾獨寒獨熱独陷下也。此皆悪脈。今論其不死者，如少陽之至乍大乍小，陽明之至浮大而短，太陽之至洪大而長，太陰之至緊大而長，少陰之至緊細而微，厥陰之至沉短而敦，是皆旺脈也，而非七診也。又如南政之歲，三陰司天則寸不應，三陰在泉則

尺不應北政之歲三陰司天則尺不應三陰在泉則寸不應是皆運氣使然也故謂之從從者順四時五行而爲之遷變安得謂之死哉

趺陽太谿太衝

趺陽者胃脈也在足附上五寸骨間動脈冲陽是也病重則切此以决死生蓋以土者萬物之母趺陽之氣不衰則母氣猶旺病雖危可生也然於旺之中又忌弦急蓋弦急者肝胆之脈也若見此脈爲木來尅土謂之賊邪不治若見和緩之脈者生餘脈與寸口同診

太谿者腎脉也在足内踝後跟骨上動脉陷中病重亦取此以氣死生盖以天一生水真元之氣聚於斯若此脉不衰則無氣猶存病雖危尚可治也

太冲脉者肝脉也在足大指本節後二寸陷中病重亦以此决死生盖以肝者東方木也生物之始此脉不衰則生生之机尚可以望其將來也婦人猶以此為主

太素脉論

醫家以岐黄為祖其所論脉不過測病情决死生而已未有所謂太素也扁鵲倉公之神仲景叔和之聖亦無所謂太素也何後世

有所謂太素者不惟測人之病情而能占人之窮通不惟決人之死生而能知人之禍福豈其術反過於先聖耶是亦風鑑巫家之教耳初學之士先須格致此理免為邪説淫惑則造詣日精而倉扁張王之堂可闖矣故太素乃醫之旁門不得不辨亦惡紫亂朱距邪放淫之意

太素脈可採之句

太素之説固為不經然其間亦有可採者焉如曰脈形圓淨至數分明謂之清脈形散濇至數模糊謂之濁質清脈清富貴而多喜質濁脈濁貧賤而多憂質清脈濁此謂清中之濁外富貴而内貧

賤失意處多得意處少也質濁脈清此謂濁中之清外貧賤而内富貴得意處多失意處少也若清不甚清濁不甚濁其得失相半而無大得喪也富貴而壽脈清而長貧賤而夭脈濁而促清而促者富貴而夭濁而長者貧賤而壽此皆太素可採之句也然亦不能外乎風鑑故業太素不必師太素但師風鑑風鑑精而太素之說自神矣至其甚者索隱行怪無所不至是又巫家之教耳孔子曰攻乎異端斯害也已正士豈爲之

脈案格式

夫脈案者幼公之義醫者察得病情立定方法使病邪不能

袁隹士先生錄傷寒脈法

大浮數滑動陽脈陰症見陽生可得沉弱弦微濇屬陰陽症見陰終死厄傷寒熱症喜浮洪若見伏遲病未出陰陽交互最玄微浮中沉法却明白

浮脈察表之虛實

尺寸俱浮太陽表浮而緊濇是傷寒浮而數大熱不小浮而緩者是傷風浮大有力熱易曉浮而長大合陽明浮而弦大少陽了中切陽明少陽經尺寸俱長陽明病浮長有力兼太陽長大有力為熱甚長弦有力熱可平長滑實大宜通利尺寸俱弦和少陽浮弦

兼表汗乃定弦遲弦小弦微虛弦大弦長滑熱甚

沉脈察裏之虛實

尺寸沉細屬太陽沉微少陰微緩厥沉遲無力陰氣深沉疾有力為實熱養陰退陽邪不侵沉實有力宜行陖

婦人脈法

經病前後脈軟如常寸關雖調尺絕痛腸沉緩下弱來多要防微虛不利間月何妨浮沉一止或微遲濇居經三月氣血不剛三月以上經閉難當心脾病發關伏寸浮少陽甲沉少陰脈細經前病水水分易療寸脈沉數趺陽微弦少陰沉滑血分可愁若脈弦數

紫黑血塊先期而來脈微遲濇色淡來少過期而來六脈俱微榮衛皆虛月事不均脈若琴弦小腹疼痛月水不利孔竅生瘡尺脈滑實有餘不利寸浮而弱潮煩汗出寸洪數虛火動勞疾趺陽浮濇否發氣窒腹痛脹滿脈浮且緊少陰見之瘕疝內隱少陰滑數氣淋陰瘡弦只陰痛或挺白腸帶下崩中脈多浮動遲虛者生實數者重

妊婦初旹寸微五至三部平匀久按不替妊孕三月陰搏于陽氣衰血旺脈正相當尺中不絕方是胎形尺雖微（細）按之而滑無病不月有子之象若沉細濇微緩弦洪均非孕脈寸浮關滑尺微帶數

此為真臟肝橫肺弦心滑而洪尺滑帶數尖按益彊或関滑大代止尤忙渴且脈遲其胎必傷四月辨質右女左男左疾為男右疾為女按其不盡惟在陰陽寸大為陽尺大為陰鼓動為男虛弱為女諸陽為男諸陰為女或浮或沉疾大寔兼左右俱盛胎有二三叟審經絡陰陽可希滑疾而散胎必三月但疾不散五月可別太急太緩腫漏為殃六七月來胎喜實長沉遲而濇墮胎要防陰陽俱甚乃為双軀少陰微緊血即凝濁經養不周胎則夭偏其一獨死其一独生不去其死害母失胎若其脈弦大下不成脈弦寒熱當暖子房八月弦實沉細非良勞力驚仆胎血難藏冲心悶痛色

青必亡足月脈亂反是吉祥
臨產六至脈號離經或沉細滑若無即生浮大難產寒熱又頻比
自古候急念色徵兩頰唇舌忌見黑青面赤舌青子命須傾面青
舌紅母必傷身面青舌青子母歸冥
產後緩滑沉細亦宜實大弦牢濇疾皆危脈虛散數必主血暈左
三堅牢血氣上沖右三虛散氣不攝血尺脈沉滑見枕骨疼兩尺
現芤失血過多微細而數血虛發熱六脈微細蓐勞自汗氣口沉
實傷食發熱傷寒熱病脈宜微細不作陽症見陰所論

小兒脈法

小児三歲方切脉一指三関定數息一息七至號和平加則為數
熱是青減則為遲冷病侵浮只為風沉是積左手人迎主外感右
手氣口主内疾外候風寒暑湿傷内候痰積停乳食浮堅無汗是
傷寒浮緩有汗傷風則浮大多因多熱盛沉緩元來乳食塞沉緊
腹中痛不休弦緊喉間作氣急促急驚風搐搦生弦滑風癇人強
直大小不常鬼祟侵二便秘時脉牢實細軟之脉有冊虫上下失
血脉芤悉虚濡主氣急慢驚沉緩為冷泄瀉浮沉数骨蒸牢
客忤邪氣脉弦急遅濇胃脘枯不如弦長肝膈有風
出名家再参紋色方無失

五邪脈圖

	正邪	賊邪	虛邪	寔邪	微邪
春	弦	浮濇而短	沉細而滑	浮洪	緩而弦
夏	浮洪而散	沉細	弦	緩大	浮濇而短洪
季	緩慢而大	弦	浮洪	浮濇而短	沉細而滑
秋	浮濇而短	浮洪	緩慢而大	沉細而滑	弦
冬	沉細而滑	緩大	浮濇而短	弦	浮洪
	順候常平 無邪無病	友候 尅賊	從後来者 名為虛邪	從前来者 名為實邪	妻勝子去 名為微邪

四時五炁平脈圖

春 夏 四季 秋 冬

心脈 弦而浮洪 洪大而散 緩而洪 浮而洪 沉而洪

肝脈 弦而長 洪而弦長 緩而弦 浮而弦細 沉而弦

腎脈 弦而沉滑 洪而沉滑 緩而沉濡 微而浮 沉而滑

肺脈 弦而微浮 洪而浮濇 緩而浮濇 浮而短濇 沉而濇

脾脈 弦而緩 洪而遲緩細大 而慢 浮而緩大 沉而緩

十二脈形狀相類圖

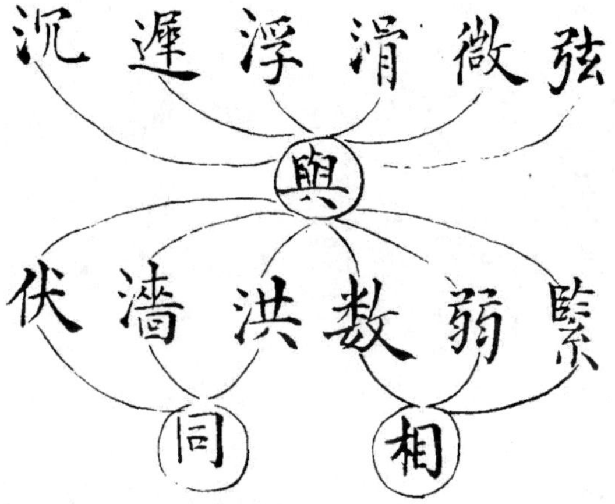

十六脈形狀相反圖

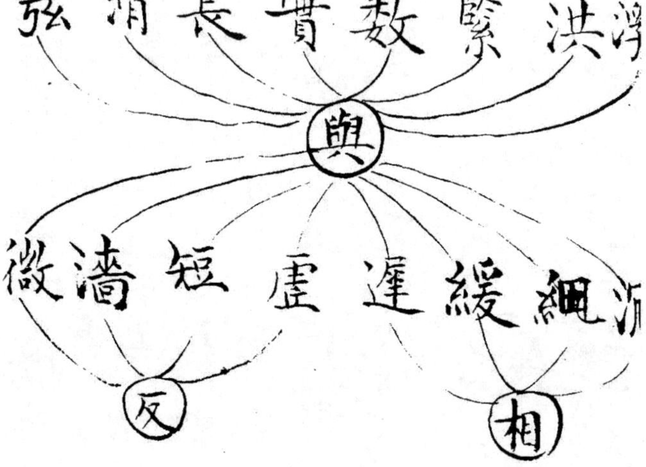

診五臓動数止脈

診心部脈
診肝部脈
診腎部脈
診肺部脈
診脾部脈

各就本經箅起動脈循環於五藏之中週而復始循遇何臟而得止脈則以止脈之藏斷其吉凶如遇四十五動之中動無止脈

一動心二動脾三動脈四動腎五動肝
一動肝二心三脾四肺五腎
一動腎二肝三心四脾五肺
一動肺二腎三肝四心五脾
一動脾二肺三腎四肝五心
六動 七動 八動 九動 十動
十一 十二 十三 十四 十五 十六 十七 十八 十九
二十 廿一 廿二 廿三 廿四 廿五 廿六 廿七 廿八 廿九
三十 三十一 三十二 三十三 三十四 三十五 三十六
三十七 三十八 三十九 四十 四十一 四十二 四十三 四十四 四十五

心臟歌

心臟身之精小腹為兄弟象離隨夏旺屬火向南生任物無纖巨多謀最有靈內行有血海外應舌將營七孔多聰慧三毛上智英反脈多沉細順候現浮洪液汗通皮潤聲言爽氣清伏梁秋得積如臂在臍縈順視雞冠色凶看瘀血凝診視須審委細察在叮嚀實夢憂驚怪虛翻煙火明秤之十二兩大小與常平

肝臟歌

肝臟應春陽連枝膽共房色青形象木位列在東方含血榮於目牽筋爪運將逐時主恚怒順候脈弦長泣下為之液聲呼是本鄉

味酸宜以納穀麥應隨糧實夢山林樹虛看細草芒積因季夏得
脃氣脇隅傍翠羽身將吉顏全枯草殃四斤餘四两七葉两分行

腎臟歌

腎臟對分之膀胱共合宜旺冬身屬水位北定無欺兩耳通爲竅
三焦附在斯味鹽歸藿豆精志自相隨沉滑當時本緩浮厄在脾
色同烏羽吉形似炭煤危冷即多成唾焦煩水易虧奔豚因夏積
寃竈骨將痿實夢腰難解虛看溺水淵一斤餘二兩脇下對相垂

肺臟歌

肺藏居最先大腸通道宣兑爲八卦地金屬五行牵皮與毛相應魄

將魄通連鼻聞香臭辨壅塞涕相煎語過多成嗽瘡浮酒灌穿豬
膏凝者吉枯骨命難全本積息奔患來春右脇邊順時浮濇短反
即大洪弦實夢兵戈競虛行涉水田三斤三兩重六葉散分懸

脾臟歌

[illegible]

皆還應治子食無憂夏秋冬脈亦如是在前為實後為

虛春中若得四季脈此是微邪病是除

肝臟察色候歌

面腫蒼黑舌卷青四肢力乏眼如盲泣出不止是肝絕八日應當

命必傾　從甲日數至辛日為八日金尅木症當死也

心臟察色候歌

面黧眉息直視看之無腫掌後紋班狂言亂語身悶熱一兩日候到冥間　壬日篤癸日死腎水尅火

脾臟察色候歌

脚跌腫滿面浮黃泄痢不覺污衣裳肌肉粗澁無唇反一十二日内災殃　甲日篤乙日死

肺臟察色候歌

口鼻氣出不復回唇反無紋黑似煤皮毛焦乾爪枯折程途三日定知災　丙日篤丁日死

腎臟察色候歌

面黑齒痛目如盲自汗如水腰折頻皮肉濡結髮無澤四日應當命不存　戊日篤已日死

聽聲歌

肝怒聲呼心喜笑脾爲思念發爲歌肺金憂慮形爲哭腎主呻吟恐亦多

診暴病歌

兩動一止三四日三四動止應六七五六乙止七八朝此第推之自無失

形証相反歌

健人脈病號行尸病人脈健亦如之長短瘦肥並如此細心診候有依稀

長短瘦肥並如此者謂長人脈短短人脈長肥人脈小瘦人脈大

四時逆脈歌

春見秋脈夏見冬季中春脈忌相逢秋逢夏脈冬逢季此候須知總是凶

五臟尅日歌

肝忌庚辛肺丙丁心逢壬癸悪求生脾憂甲乙腎戊己相尅分明

係五行

形脉不相應歌

大凡看脉須看病病脉相當病易醫脉與病形都不應此為難濟
不須疑形病脉和人不死形和脉病死堪期瘦人脉大肥大小長
知須將此例推

診雜病生死候歌

五十一止身無病數内有止皆知定四十一止一臟絶却後四年
多沒命三十一止即三年二十一止二年應十五一止一年殂已
下有止看暴病

心臟色脈歌

面赤心煩仍喜笑掌中多熱口中乾脈宜緊實而兼數若是沉濡療亦難

肝臟色脈歌

面青筋急或多嗔閉目惟思不見人強急而長脈相稱浮而短濇救無因

脾臟色脈歌

節疼體重面痿黄泄利無特飲食妨沉緩細微皆不畏弦長緊大命須亡

肺臟色脈歌

吐衄之間血併流或時喘咳或悲愁脈如沉細方爲吉浮大而牢病可憂

腎臟色脈歌

艱

面色黑時仍善觀泄而後重足多寒脈沉而滑弦堪治緩大相兼難得安

觀形察色

第一看他神氣色潤枯肥瘦起和脈活潤死枯肥是實瘦爲虛弱

古今傳講體即知腰内痛攢眉頭痛與頭眩手不舉兮肩背痛步

行艱苦腳悶疼叉手按胃知內痛按中臍腹痛相連但起不眠痰夾熱貪眠虛冷使之然面壁身蜷多是冷仰身舒挺熱相煎身面目黃脾濕熱唇青面黑冷全前肝病面白多知死面無黃色症難痊

聽聲審音

第二聽聲清與濁鑒他真語及狂言先輕後重為外感先重後輕內傷兼聲濁即知痰壅滯聲清寒內燥火連言語真誠非實熱狂言號叫熱深堅稱神道鬼踰墻屋胸膈火痰狂共顛更有病因循日久音聲遏失命歸泉

審味歌

肝酸心苦及脾甘肺受于辛腎合鹽所好即知其臟病更將色脈與相參

氣口人迎脈訣

喜則傷心脈必虛思傷脾脈結中居因憂傷肺脈必濇怒氣傷肝脈定濡恐傷於腎脈沉是緣驚傷膽動相胥脈緊因悲傷胞絡七情氣口內因之際則傷寒腎不移虛因傷暑向心推濇緣傷燥須觀肺濡細傷濕更看脾浮則傷風肝部應弱緣傷熱察心知外因但把人迎審細別六淫皆可醫勞神役慮受傷心虛濇之中仔細

一身勞役陰陽每腎[傷]須因脈緊看來因房帷任意傷心絡微濇之中細忖度疲劇筋痛要傷肝仔細思量脈弦弱飢則緩弦脾受傷若還滑實飽無疑叫呼傷氣須損肺燥弱脈中豈能避不內外因乃如是氣口人迎皆無與氣口人迎若俱緊夾食傷寒速調理治氣口人迎若過盛內関外經詳經義先賢又恐病流傳取諸雜病乃全備

問症

試問頭身痛不疼寒熱無歇外感明掌內口不知食[味]內傷飲食勞倦形五心煩熱兼有咳人瘦陰虛火動情除此三件見雜症症候

俻差仔細聽

指迷救弊言

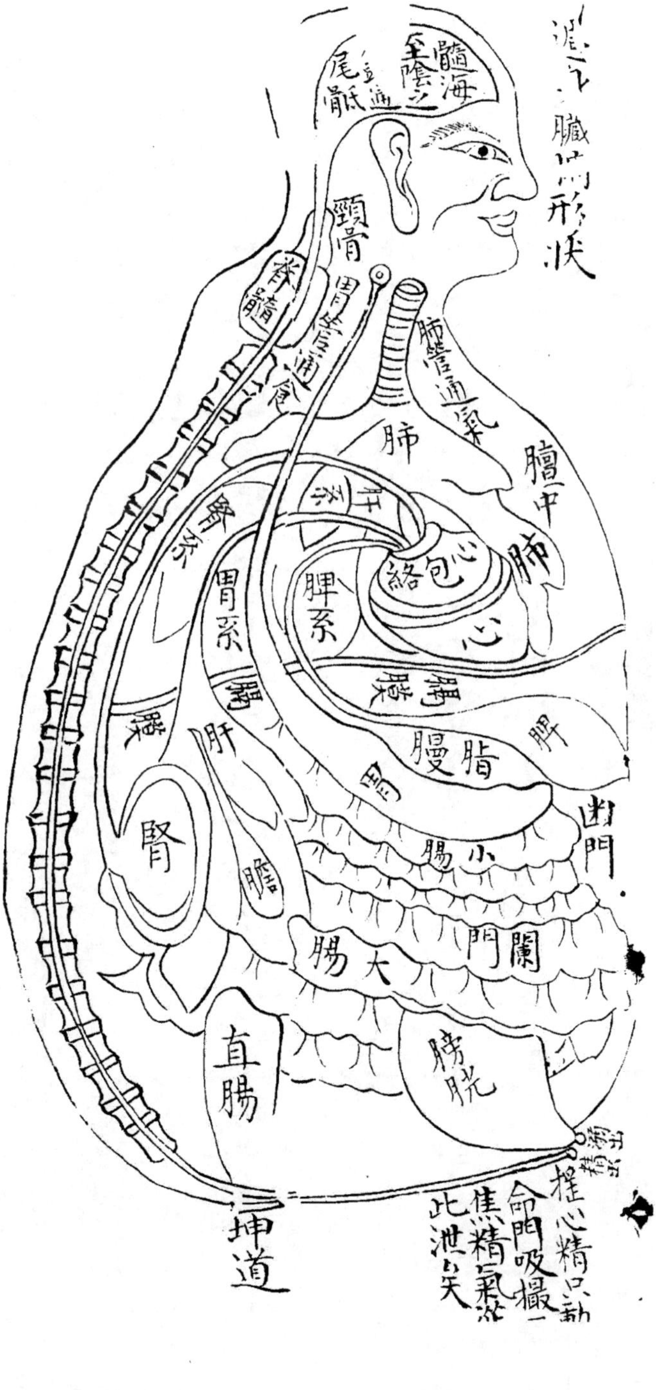
泥丸臟腑形狀
髓海
至陰之
尾骶通
頸骨
脊髓
胃管通食
肺管通氣
肺
膻中
肝系
腎系
心包絡
胃系
脾系
心
膈膜
膈
膜
肝
脂膜
胃
小腸
闌門
膽
腎
大腸
直腸
膀胱
溺出
精出
坤道

腦者髓之海諸髓皆屬於腦故上至腦下至尾骶髓則腎主之

膻中名氣海在两乳之間爲氣之海也氣所居焉能分佈陰陽氣

者生源乃命之主

膈膜在心肺之下與脊脇腹周回相着如幕不漏以遮蔽濁氣使

不上薰於心肺

闌門神闕津液滲入膀胱濁穢流入大腸

人之一身經絡臓腑百骸九竅尽皆貫通足太陽行身之背足陽

明行身之前足少陽行身之側外有感傷内有傳変今小繪圖

以便熟玩

五臟系與心相通圖

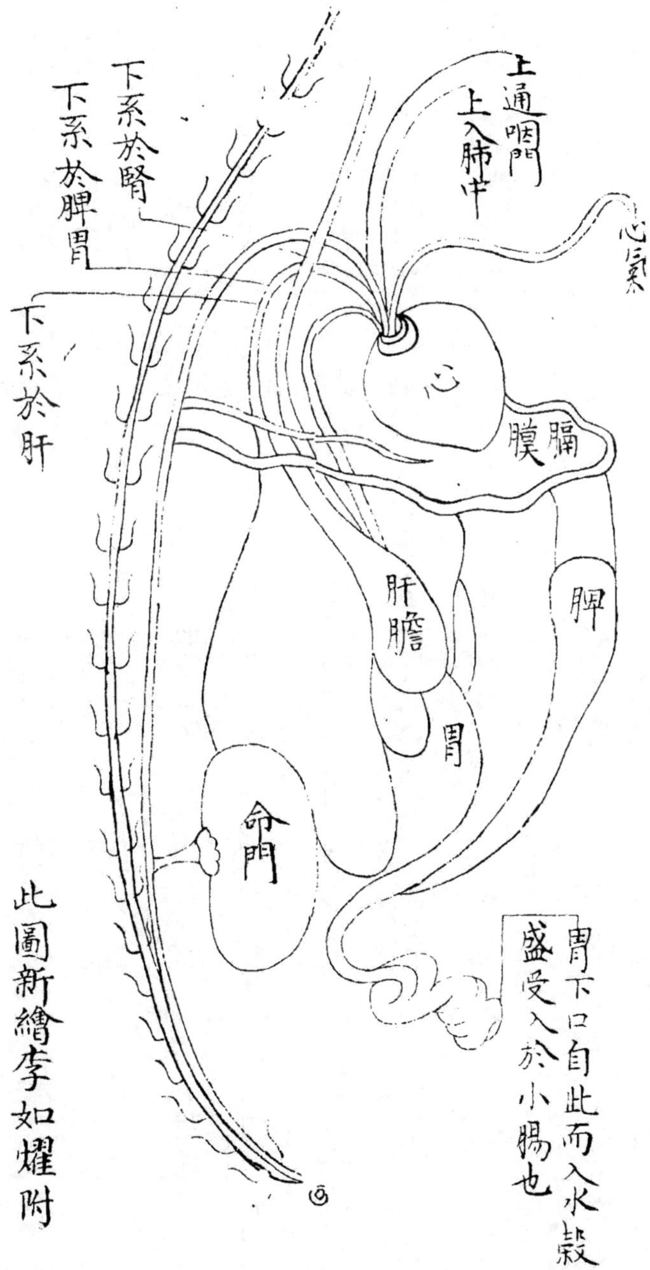

此圖新繪李如燿附

黄帝書云七節之傍乃正視脊骨之前便為傍非兩邊之傍也中有小心謂神靈之宫也禁不可針刺刺則刺七節之間正與前相照亦為傍前後左右乃四傍也黄帝曰心神如未敷蓮花上有三毛中有七孔以通天真之氣乃神明之宇也藏真通于心心藏血脉之氣為身之君所為華蓋心居此之下大素以小心作志心揚善云脊有三七二十一節腎在七節之傍腎神曰志五臟之靈宿曰神神之所以任得名為志者心之神心為手腎為足皆少陰上下一經也

附五臟系與心經之論　曉峰録

六泉袁佳士録

内景賦

張介賓著

人生根本兮由乎元氣表裡陰陽兮升降沉浮出入運行兮週而復始神机氣立兮生化無休經絡兮行乎肌表臟腑兮通于咽喉在前其形堅健咽在後其質和柔喉通呼吸之氣氣行五臟咽爲飲食之道六府源頭氣食兮何能不亂主宰者會厭分流從此兮下咽入膈藏府兮陰陽不侔五藏者肺爲華蓋而上聯喉管肺之下心包所護而君主可求此即膻中宗氣所從膈膜週庇清虛上宮脾居膈下中州胃同膜連胃左運化仍功肝葉障於脾後胆府附於東葉兩腎又居脊下腰間有脈相通主閉蟄封藏之本爲二陰

天乙之宗此屬喉之前竅精神須賴氣充又如六府陽明胃先熟腐水穀胃脘通咽上口稱為賁門穀氣從而散宣輸脾經而達肺誠藏府之大源歷幽門之下口聯小腸而盤旋再小腸之下際有闌門者在焉此泌別之關隘分清濁於後前導渣穢于大便膀胱無上竅由滲泄而通泉羨二陰之和暢皆氣化之自然藏府既備三焦未言號孤獨之府擅總司之權體三才而定位法六合而象天上焦如霧兮鵠氤氳之天氣中焦如漚兮化榮血之新鮮下焦如瀆兮主宣通乎壅滯此所以上焦主納而不出下焦主出而如川又總諸藏之所居膈高低之非類求脈氣之往來固何如而相濟

以心主之為君朝諸經之維系是故怒動於心肝從而熾慾念方
萌腎經精沸搆難釋之苦思枯脾中之生意肺肝澁而氣沉為悲
憂於心內惟脈絡有以相通故氣得從心而至雖諸臟之歸心實
上系之連肺肺氣何生根從脾胃賴水穀於廒倉化精微而為氣
氣旺則精盈精盈則氣盛此是化源根坎裡藏真命雖內景之原
由尚根蒂之當究既云兩腎之前又曰膀胱之後出大腸之左右
居小腸之下右其中果何所藏畜坎離之交姤為生氣之海為元
陽之竇闢精血于子宮司人生夭壽稱命門者是也號天根者非
謬使能知地其而雷聲方悟得春光彌宇宙

十二經氣血多少歌

多氣多血惟陽明少氣太陽同厥陰二少太陰常少血各經氣血須分明

干所屬

甲肝乙胆丙小腸丁心戊胃已脾鄉庚是大腸辛屬肺壬是膀胱癸腎强三焦亦向陽府須歸丙包絡從陰丁火傍

經絡流注歌

肺寅大卯胃辰從脾巳午心小未中申膀酉腎心包戌亥三子胆丑肝通

經脈發微歌

按此篇言十二經脈故以經脈為名篇首明者乃醫之首務經者徑也徑直者為經之支派旁出者為絡界為十二實出乙脈醫而不知經絡開口動手便錯猶人之夜行無燭也業者不可不熟也凡言手者以其井榮俞經合等者是手而始也凡言足者井榮俞經合等穴自足而始也絡尤兆也如絲絡物也物上際曰腋腋下對腋處為臑臑盡處為肘肘下為臂臂盡為腕

手太陰肺脈歌

手太陰肺中焦生下絡大腸胃口行上膈屬肺從肺系系橫出腋臑中行肘臂寸口上魚際大指內側爪甲根支絡還從腕後出接次指屬陽明經　每旦寅時從中府起循臂下行至少商止

手太陰經十一穴中府雲門天府訣俠白尺澤孔最存列缺經渠大淵屈魚際少商如韭屬

經穴起止圖

雲門穴巨骨下氣戶傍二寸陷中灸五壯主嘔吐上氣胸脇徹背痛不能舉臂

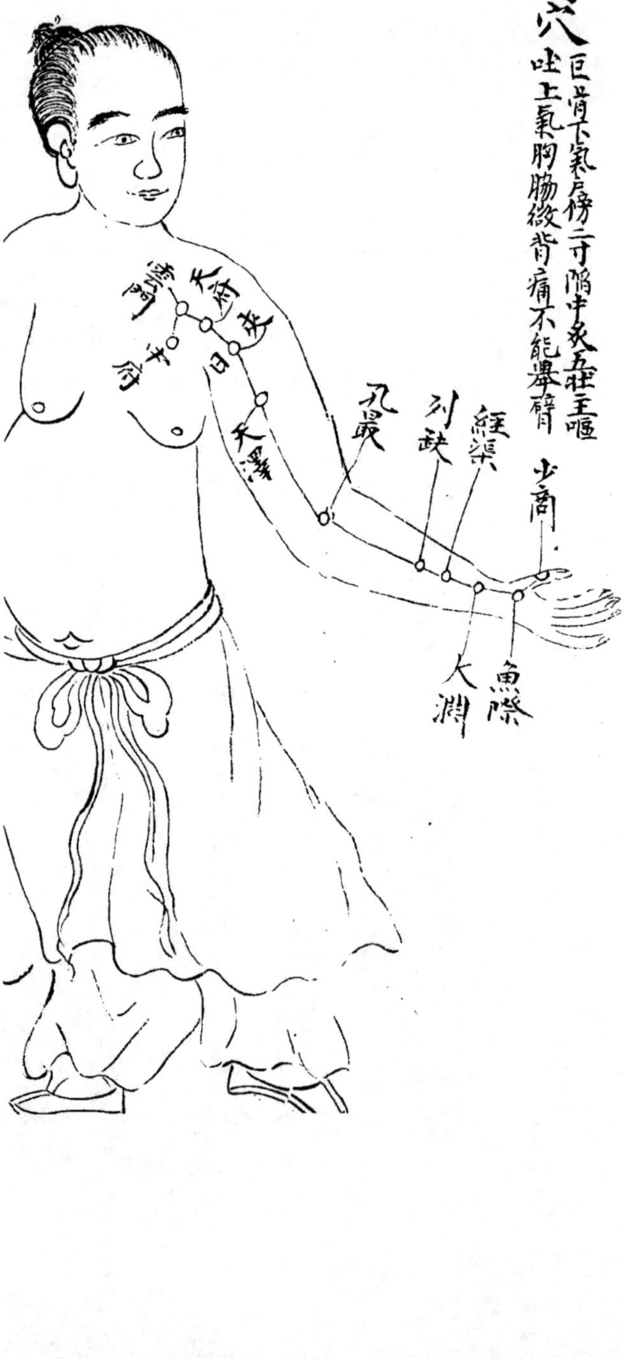

手陽明大腸經脈歌

陽明之脈手大腸次指内側起商陽循臂上廉出合谷兩骨歧筋循臂肪入肘外廉上臑外肩端前廉任骨傍從肩下入缺盆内絡肺下膈屬大腸支從缺盆上入頸斜貫頰前下齒當環入人中交左右上俠鼻孔注迎香

手陽明穴商陽循二間三間合谷行陽谿偏歷溫溜裡下廉上、、三里濵曲池肘髎至五里臂臑肩髃巨骨程天鼎扶突禾窌接鼻空五分迎香停

經穴起止圖

合谷穴 大指次指岐骨間中針入三分灸三壯主頭痛面腫目痛爛弦努肉生翳拳精倒提一切目疾鼻衄鼻涕耳鳴口瘡重舌舌裂舌强

下牙齒疼唇吻不收口噤喉痹寒熱瘧疾四肢痿痹小兒驚風卒死婦人通經下胎惟孕婦忌

曲池穴 針入五分灸三壯主肘臂疼痛不舉半身不遂筋緩難以屈伸腕痛肩痛

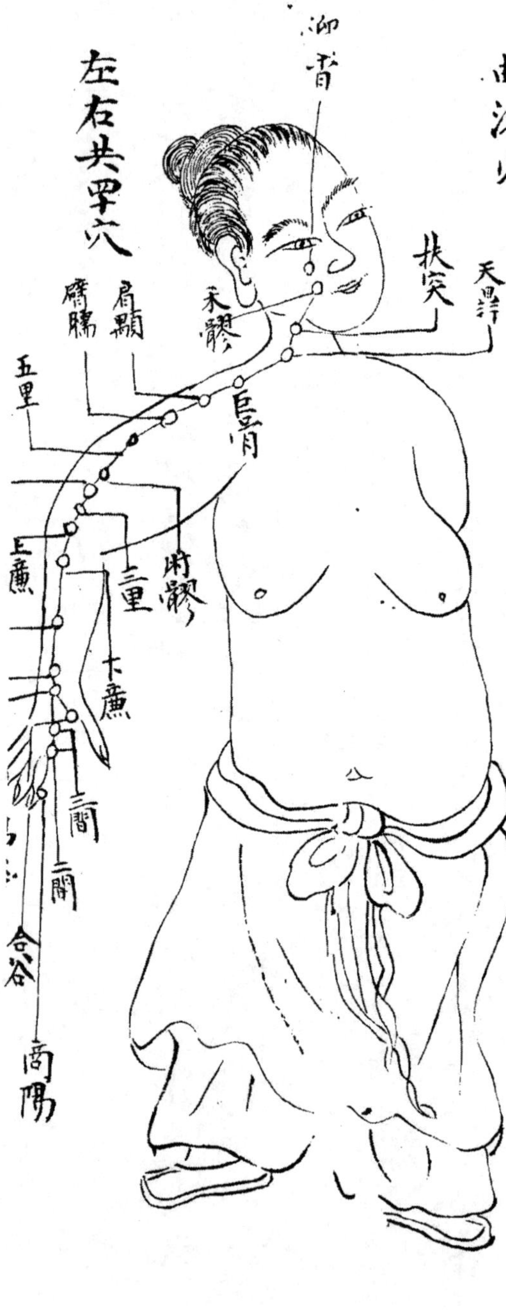

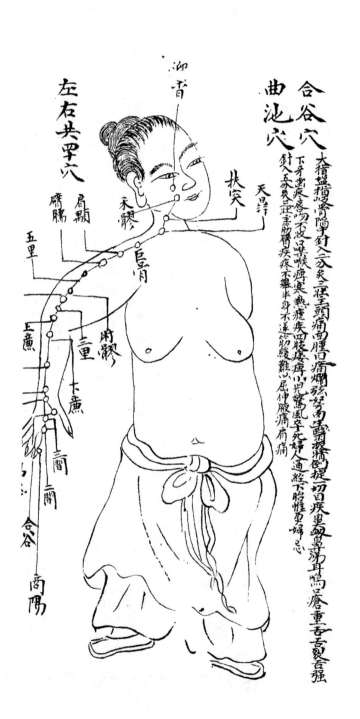

足陽明胃經脈歌

胃足陽明交鼻起下循鼻外入上齒還出俠口繞承漿頤後大迎
頰車裏耳前髮際額顱支下人迎缺盆底下膈屬胃絡脾宮直者
缺盆下乳孫一支幽門循腹中下行直合氣衝逢遂由髀關抵膝
臏脛跗中指內間同乙支支下廉三寸別下入中指外間通一支
別走足跗上大指之端經所絡
四十五穴足陽明頭維下關頰車停承泣四白巨窌經地倉大迎
對人迎水突氣舍連缺盆氣户庫房屋翳屯膺窗乳中延乳根不
容承滿梁門起關門太乙滑肉門天樞外陵大巨存水道歸來氣

衝次髀關伏兎走陰市梁丘犢鼻足三里上巨虛連條口位下巨虛跳入豊隆解谿衝陽陷谷中内庭厲兌經穴終

地倉穴俠口傍四分近下有動脈處針入三分灸二七重者七七壯艾炷如二分若大令人口轉喎主偏風口喎失音不言飲食漏落瞤動

水突穴直人迎下氣舍上二穴之中灸三壯主咽腫欬逆上氣喘不得臥

庫房穴氣戶下一寸六分針入四分灸五壯主肺寒咳嗽吐膿血脇支胸滿

梁門穴承滿下一寸針入八分灸五壯主胸脇下積氣不思飲食大腸滑泄穀食不化

外陵穴天樞下一寸針入八分灸五壯主腹中盡痛心如懸下引臍痛

歸來穴天樞下二寸七分針入八分灸五壯主賁豚卯上入引莖痛婦血藏積冷

陰市穴膝下三寸直伏兎陷中拜而取之針入三分不灸主腹滿痿厥少氣腰如冰冷痛不可顧

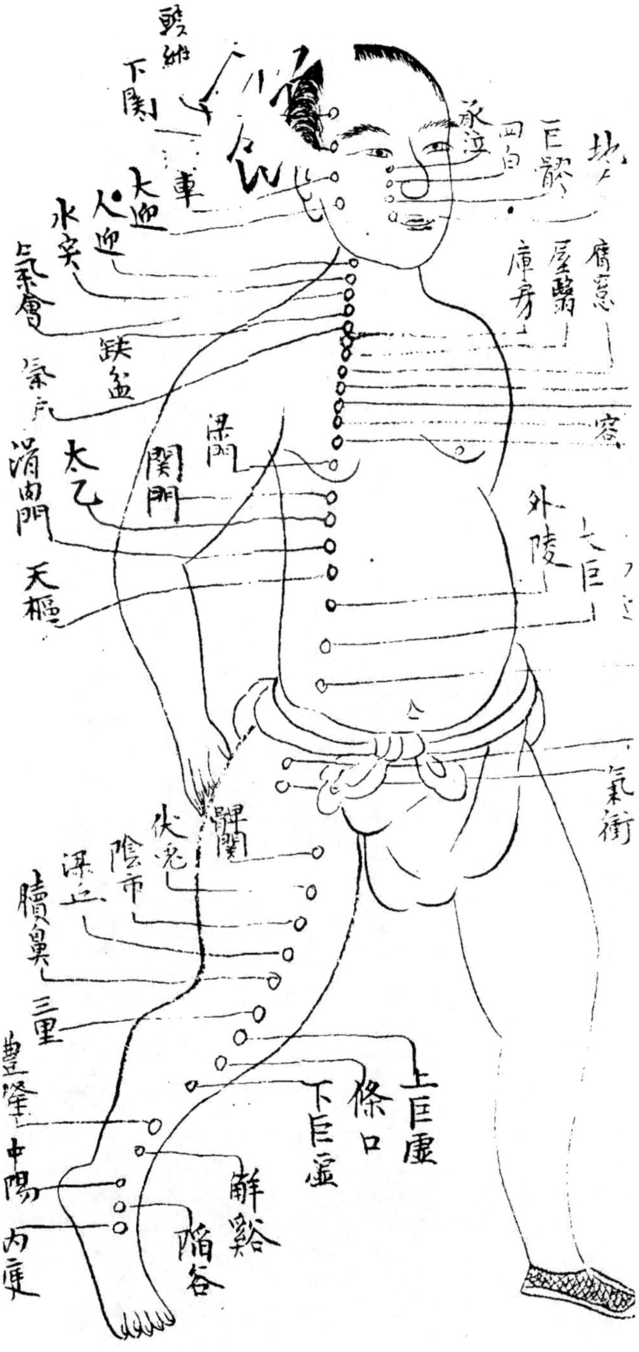
頭維
下関
頰車
大迎
人迎
水突
氣舍
缺盆
氣戶
梁門
關門
太乙
滑肉門
天樞
承泣
四白
巨髎
庫房
屋翳
外陵
大巨
氣衝
髀關
伏兎
陰市
梁丘
犢鼻
三里
豐隆
上巨虛
條口
下巨虛
解谿
陷谷
衝陽
內庭

足太陰脾經脈歌

太陰脾起足大指上循内側白肉際核骨之後内踝前上腨循䯒脛膝裡股内前廉入腹中屬脾絡胃与膈通侠喉連舌散舌下支絡從胃注心宮

二十一穴脾中州隱白在足大指頭大都太白公孫盛商丘三陰交可求漏谷地箕陰陵穴血海箕門衝門開府舍腹結大横排腹哀食竇連天谿胸鄉周榮大包隨

足太陰經穴起止圖

府舍穴大横下一寸三分灸五壯主心腹脇痛積聚霍乱

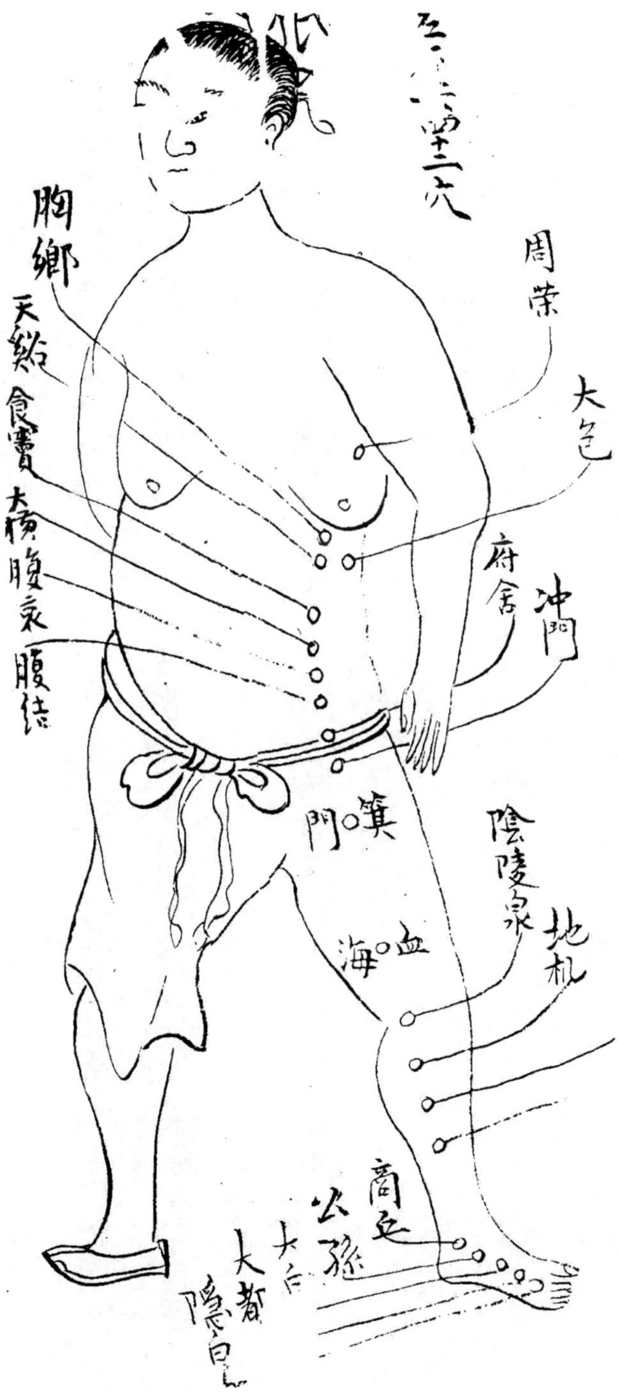
胸鄉
天谿
食竇
大橫
腹哀
腹結
周榮
大包
府舍
衝門
箕門
血海
陰陵泉
地機
商丘
公孫
太白
大都
隱白

手少陰心經脈歌

手少陰脈起心宮下膈絡小腸通支者還從心系走直上喉嚨繫目瞳直者上肺出腋下臑後肘內少海從臂內後廉抵掌中銳骨之端注少沖

九穴午時手少陰極泉青靈少海深靈道通里陰郄邃神門少府少衝尋

經穴起止圖

神門穴 掌後兌骨端動脈陷中 針入三分 灸七壯 主妄哭妄笑喉痹心痛數噫恐悸少氣手臂之寒掌中啼 遺尿大人小兒五癇

靈道穴 去掌後一寸半 針入三分 灸三壯 主悲恐心痛瘛瘲肘攣暴瘖

左右共十八穴

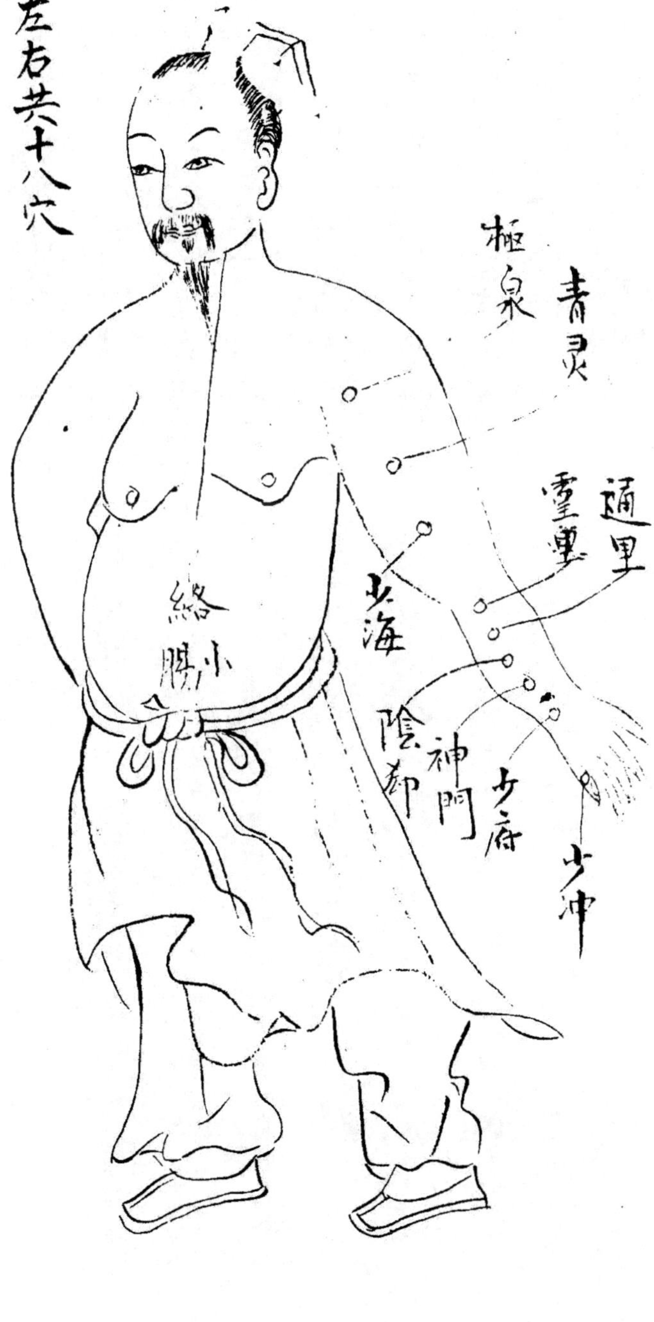

手太陽小腸經脈歌

手太陽經小腸脈小指之端起少澤循手外側出踝中循臂骨出肘内側上循臑外出後廉直過肩解繞肩胛交肩下入缺盆内向腋絡心循咽嗌下膈抵胃屬小腸一支缺盆貫頸頰至目兑此去入耳復從耳前仍上頰抵鼻升至目内眥斜絡於顴別絡接

手太陽穴一十九少澤前谷後谿首腕骨陽谷養老、支正小海肩直偶臑俞天宗連秉風曲垣肩外肩中走天窗天容上顴窌聽宫耳前珠傍取

經穴起止圖

左右共三十八穴

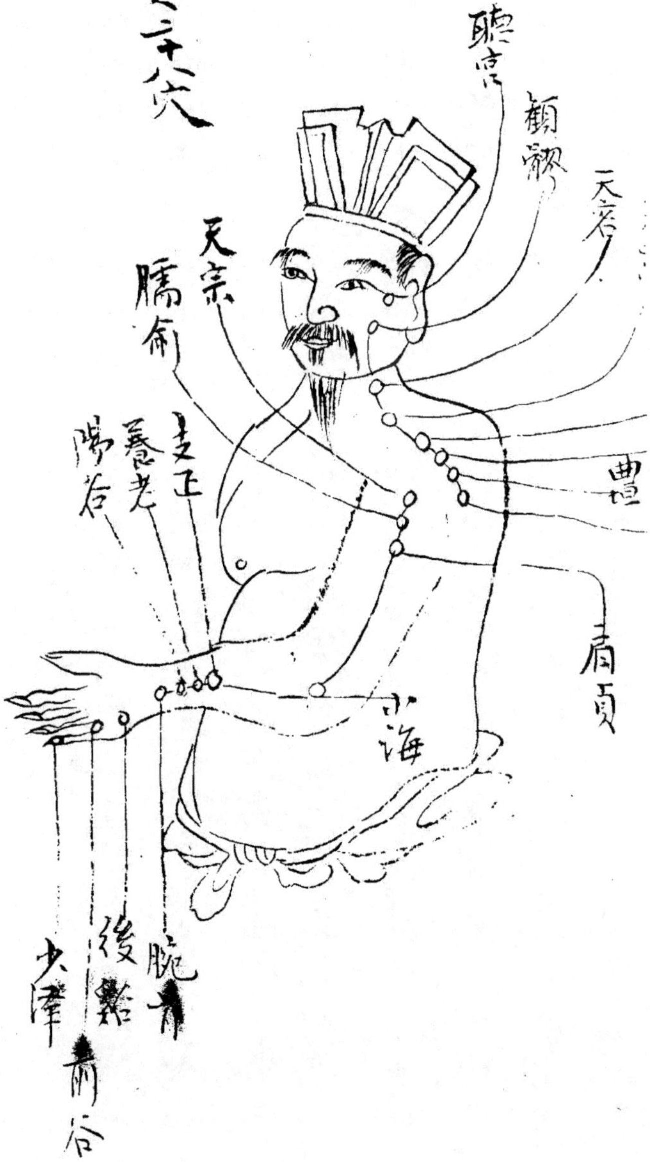

足太陽膀胱經脈歌

足太陽經膀胱脈目内眥上至額顛支者顛上至耳角直者從顛
腦後間入腦还出別下項仍隨肩膊俠脊遶抵腰臀胯膀胱内乙
支下与後重連貫臀斜与委中穴一支膊内左右別貫胛俠脊止
髀樞髀外後廉膕中合下貫踹内外踝後京骨之下指外側
足太陽穴六十七睛明目内紅肉臟攢竹眉冲与曲差巨處上寸
半承光天絡郄玉枕昂天柱後際大筋外大杼背部第二行風門
肺俞厥陰四心俞督俞膈俞強肝胆脾胃俱挨次三焦腎氣海大
腸關元小腸到膀胱中膂白環仔細量自從大杼至白環各各節

外寸半長上窌次窌中復下一空二空腰髁當會陽陰尾骨外取附分俠脊第三行鬼戶膏肓每神堂譩譆膈關魂門九陽剛意舍仍胃倉肓門志堂胞之肓二十椎下秩边擒扶承臀橫紋中央殷門浮郤到委陽委中合陽承筋足承山飛揚踝附陽金門崑崙下僕參申脈京骨束骨忙通谷至陰小指傍

天柱穴 項大筋外俠後髮際陷中針三分灸五壯至百壯主頭旋目昏目如脫淚出鼻不知香臭風眩卒暴痫狂言見上視頭項痛腰背疼

三焦俞 十三節外寸半針入三分灸五壯主頭痛目眩肩背拘急腰脊强痛腹脹疼吐瀉食不化腸鳴腹中積聚如石

腎俞穴 十四節外一寸半與臍相對針三分灸五壯主腎虛水臟脹耳聾目昏面赤心痛腸疼ゝ腹滿嘔吐寒中洞泄腰ゝ痛腳膝拘急小便赤白濁尿血夢遺精小腹冷ゝ痛身重如水脊疼ゝ寒ゝ熱ゝ一切五勞七傷

小腸俞 十八節外寸半針入三分灸五壯主大便膿血痔痛出血婦人帶下大便难淋泄痢五色重下腰痛脊强疝瘤

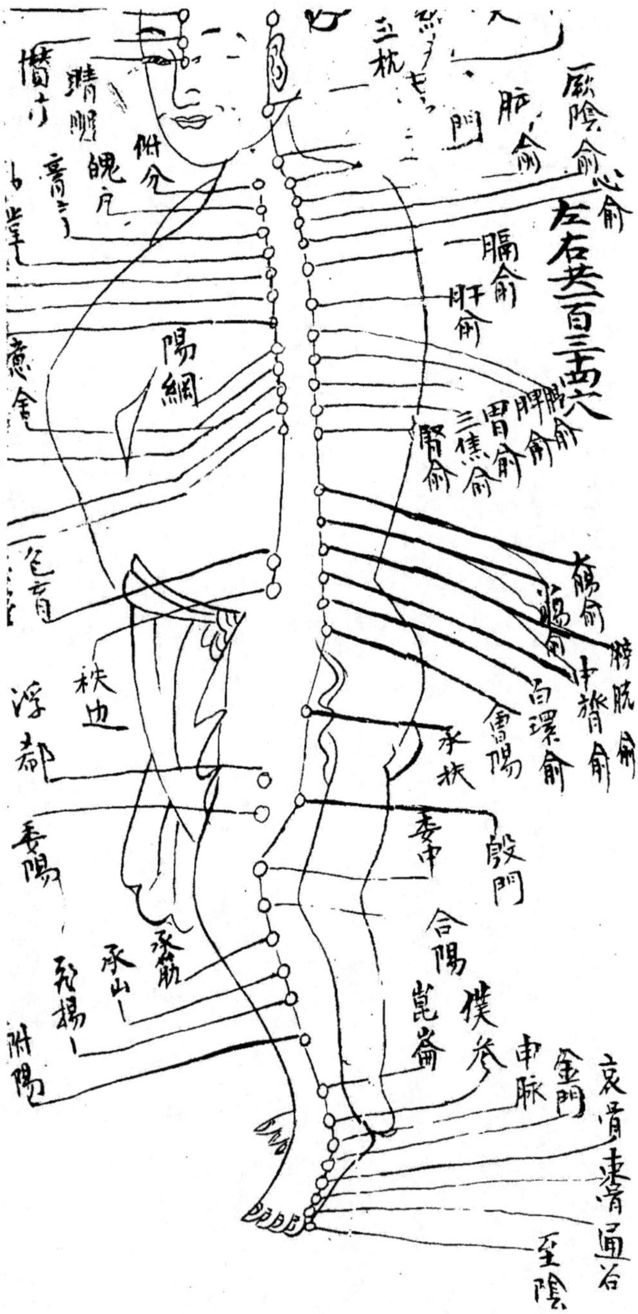
玉枕
厥陰俞
心俞
左右共百三十六
膈俞
肝俞
脾俞
胃俞
三焦俞
腎俞
攢竹
睛明
附分
魄戶
膏肓
陽綱
意舍
胞肓
秩边
大腸俞
小腸俞
膀胱俞
中膂俞
白環俞
會陽
承扶
浮郄
委陽
委中
殷門
合陽
承筋
承山
飛揚
附陽
崑崙
僕參
申脈
金門
京骨
束骨
通谷
至陰

足少陽腎經脈歌

足經腎脈屬少陰小指斜趨湧泉心然骨之下內踝後別入跟中
腨內侵出膕內廉上股內貫脊屬腎膀胱臨直者屬腎貫肝膈入
肺循喉嚨舌本尋支者從肺絡心內仍至胸中部分深
足少陰穴二十七湧泉然谷大谿溢大鍾水泉照海深復溜交信
築濱實陰谷膝內跗骨後已上從足走至膝橫骨大赫聯氣穴四
滿中注肓俞極商曲石關至陰都通谷幽門腹上覓步廊神封及
靈墟神藏彧中俞府畢　然谷穴內踝前起骨下陷中針入三分灸三壯令人立饑能食心懼恐心洞泄小腹寒疝男子精溢胻附腫子能覆足一寒一熱寬脇咒噤
大赫穴氣穴下一寸針一寸灸五壯主虛勞失精陰上縮莖中痛灸三壯女子赤淫　靈墟穴神藏下一寸八分針一寸六分灸五壯主胸脇支滿喘息嘔吐不食

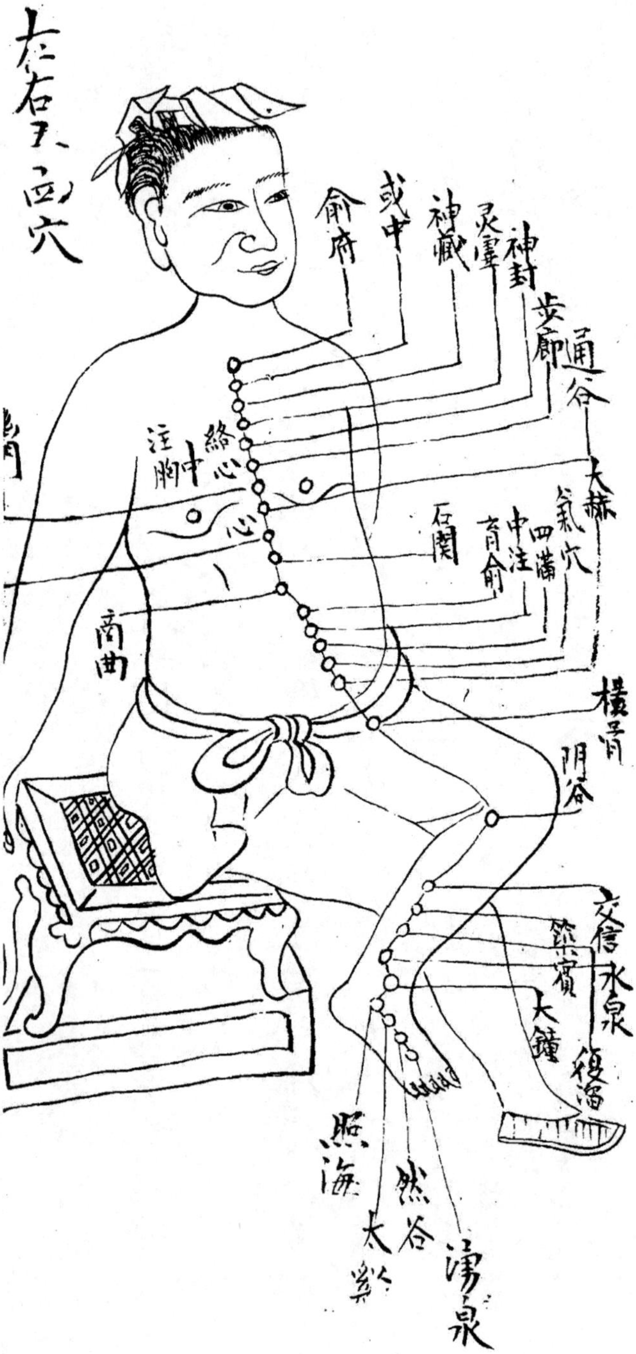
左右五十四穴
俞府
彧中
神藏
灵墟
神封
步廊
通谷
絡心
注胸中
心
大赫
氣穴
四滿
中注
肓俞
石関
商曲
横骨
陰谷
交信
築賓
水泉
大鐘
復溜
照海
然谷
太谿
湧泉

手厥陰心絡經脈歌

手厥陰經起胸中屬包下膈三焦宮支者循胸出脇下連下連腋
三寸同仍上抵腋循臑内太陰少陰兩經中指透中冲支者別小
指次指絡相通

九穴心包手厥陰 天池 天泉曲澤深郗門間使内關對大陵勞宮
中衝侵

郗門穴 大陵後五寸針五分灸五壯主心痛衄血嘔血驚恐神氣不足

天池穴 乳外一寸側脇陷中針三分灸三壯主頭痛寒熱胸滿腋腫上氣喉中有聲

間使穴 大陵後三寸針六分灸七壯主胸痺引背痛心懸如飢卒心痛肘内廉痛熱煩心喜驚善動惡風寒嘔吐[illegible]熱心少驚腋腫肘攣急

中冲穴 手中指端去爪甲如韭葉陷中針一分灸一壯主頭痛如砂神氣不足失志

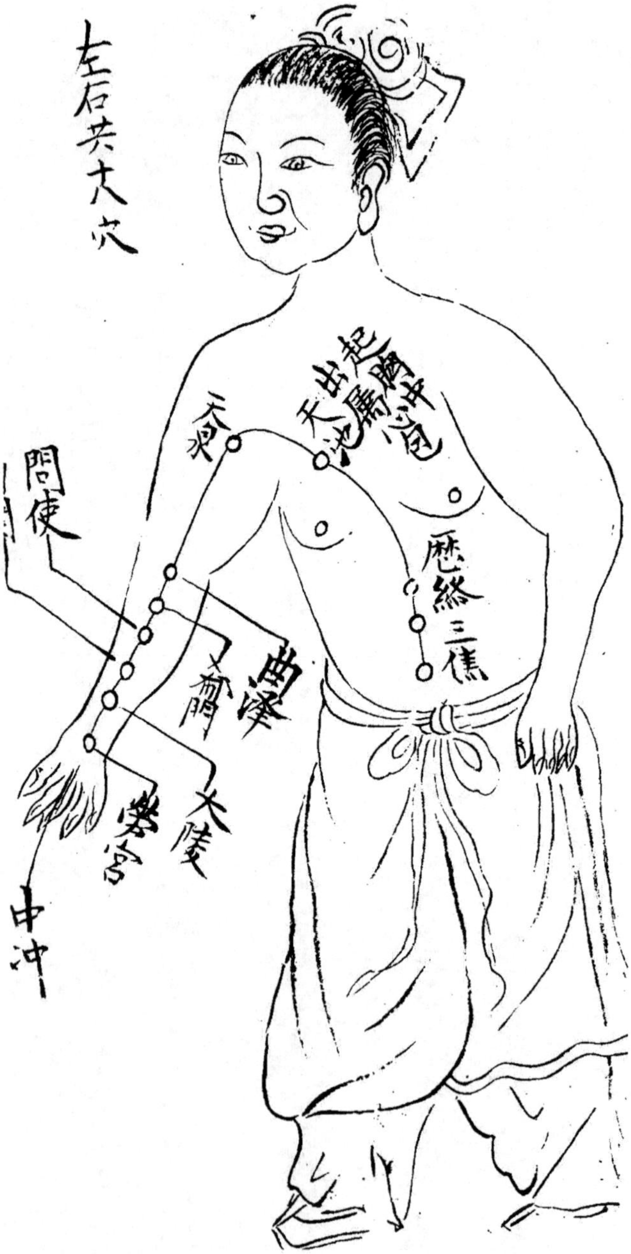
左右共九穴
起胸中出屬心包
天池
天泉
歷絡三焦
間使
曲澤
郄門
大陵
勞宮
中冲

手少陽三焦經脈歌

手經少陽三焦脈起自小指次指端兩指岐骨手表腕上出臂外
兩骨間肘後臑外循肩上少陽之後交骨傳下入缺盆膻中分散
絡心包膈裏穿支者膻中缺盆上上肩耳後耳角旋屈曲耳頰仍
至頰一支出耳入耳前却從上關交曲頰至目銳眥乃盡焉
二十三穴手少陽關衝液門中渚傍陽池外關[illegible]
[illegible]

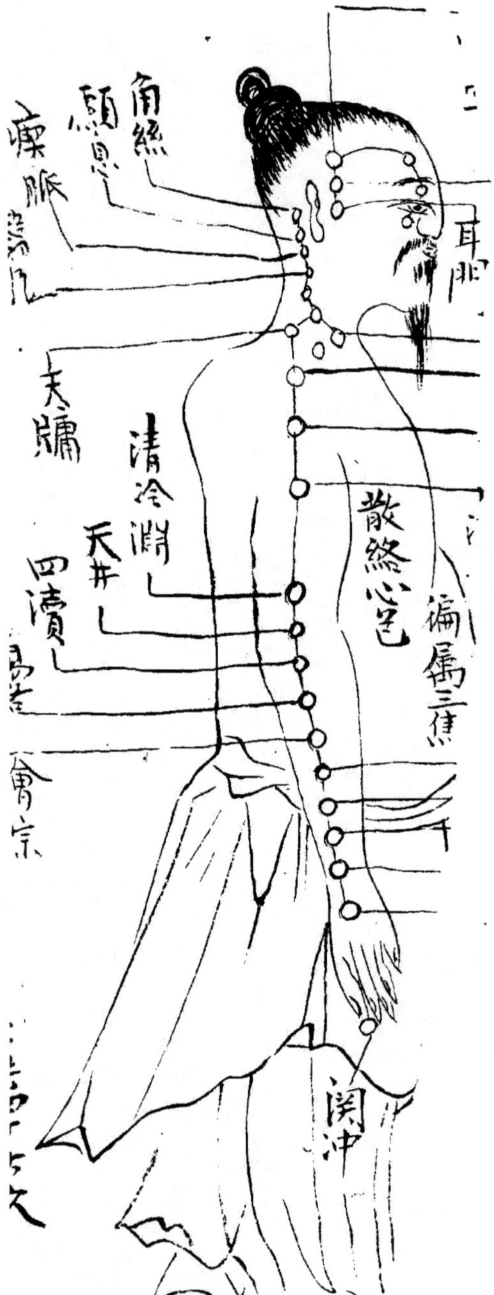
角絲
顱息
瘈脈
清冷淵
天井
四瀆
會宗
散絡心包
偏屬三焦
関沖

足少陽膽經脈歌

足脈少陽胆之經始從目銳眥中生抵頭循角下耳後腦空風池
次第行手少陽前至肩上交出少陽入缺盆支者耳前貫耳內出走
耳前銳眥循乙支銳眥大迎下合手少陽抵頄根下加頰車缺盆
合入胸貫膈絡肝經屬胆仍從脇裡過下至氣衝毛際縈橫入髀
厭環跳內直者缺盆下腋行過季脇下髀厭內出膝外廉足陽之
下抵絕骨踝前過足跗小指次指分一支別從大指去三毛之際
接肝經

少陽之經瞳子髎四十三穴行迢迢聽會上關頷厭集懸顱懸釐

曲鬢翹率谷本神及楊白臨泣目窻正營招承靈天沖浮白次完
骨竅陰腦空摇風池肩井淵腋部輒筋日月京門標帶脉五樞維
道續居髎環跳風市邀下瀆陽関陽陵穴陽交外丘光明肩陽轉
懸鍾丘墟外足臨泣地五俠谿第四指端竅陰朝

頷厭穴 對耳額角外針五分灸三壯主風眩目無所見偏頭痛引目外眥急耳鳴好嚏頸痛

本神穴 臨泣外一寸半主顛疾嘔吐涎沫不覺發驚癇

楊白穴 眉上一寸直瞳子針三分灸三壯主瞳子痛痒皆榮目系急上插頭目痛目眵背寒寒

上関穴 耳前起骨上廉開口有孔空禁針灸三壯主青盲耳痛鳴聾耳口喎唇吻強口沫出目眩牙車緊痛

正營穴 目窻後一寸針入三分灸五壯治諸陽之熱

浮白穴 耳後入髮際一寸針三分灸七壯主齒痛耳鳴頸項癰腫瘿瘤肩背痛手縱足緩中滿喘息欬逆痰

肩井穴 缺盆骨後一寸半以三指按取之中指下陷中針六分灸七壯主五勞七傷頭項強兩手不能向頭或撲傷腰髖疼脚氣上攻婦人墮胎後手厥逆欬逆寒熱悽索不得卧

陽陵泉 膝品骨下一寸外廉兩骨陷中以蹲坐取之針六分灸七壯主膝伸不屈冷痺偏風半身不遂脚冷無血色及頭痛寒熱口苦不利頭面腫胸脇滿嘔宿汁[illegible]赤熱

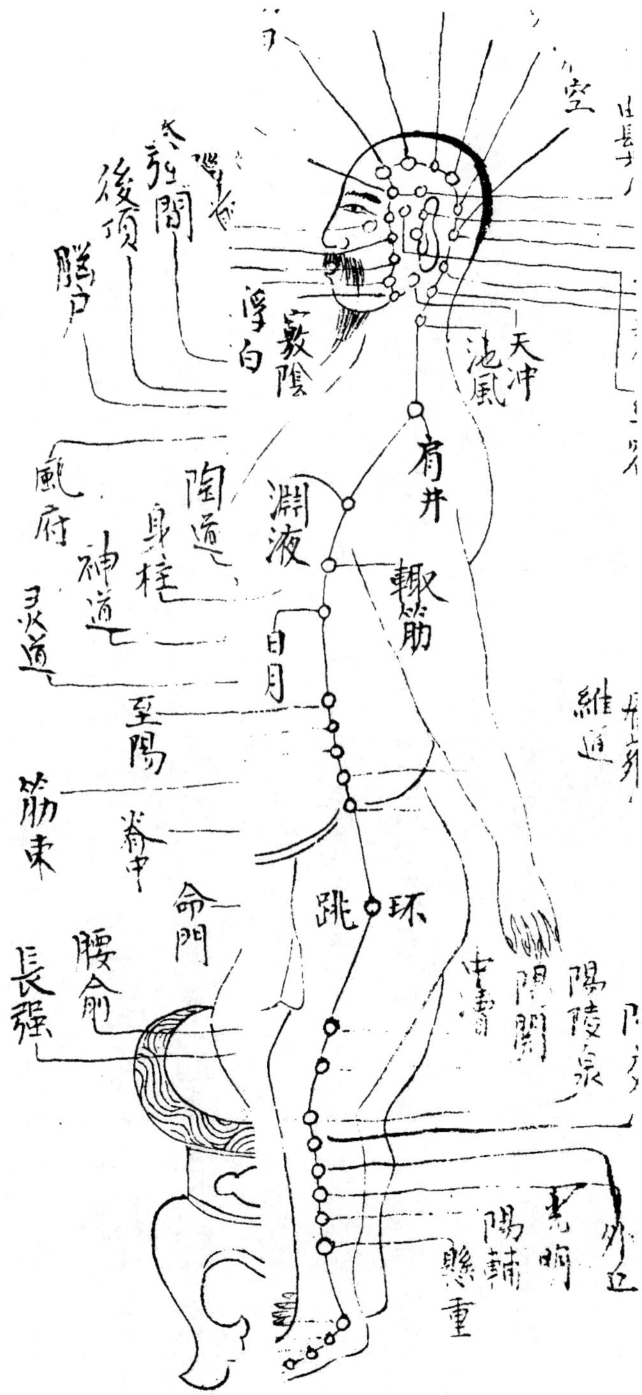
空
强間
後頂
腦户
浮白
竅陰
天冲
池風
肩井
淵液
輒筋
陶道
風府
身柱
神道
灵道
日月
至陽
維道
筋束
脊中
跳环
命門
腰俞
長強
中瀆
陽關
陽陵泉
光明
陽輔
懸重

任脈經穴歌

任脈三八起陰會曲骨中極關元銳石門氣海陰交仍神闕水分

下脘建里中上脘相連巨闕鳩尾蔽骨下中庭膻中慕玉堂紫

胃屬肝絡胆逢上貫隔裡布脇肋俠喉頏顙目系同脈上巔會下

脈出支者還生目系中下絡頰裡還唇內支者還從膈肺通

一十三穴足厥陰大敦行間太衝行中封蠡溝中都近膝關曲泉

陰包臨五里陰廉羊矢穴章門常對期門深

大敦穴 足大指端去爪甲後如韭葉後三毛中針入三分灸三壯主卒疝痛偏墜小便數遺溺陰頭中痛陰跳上入腹連腹疼痛左灸右右灸左又治心痛腹脹腹中熱善寐尸厥婦人血崩不止五壯噦噫

陰廉穴 氣衝下五寸動脈中灸三壯主婦人絕產若未經生產者灸三壯即有子

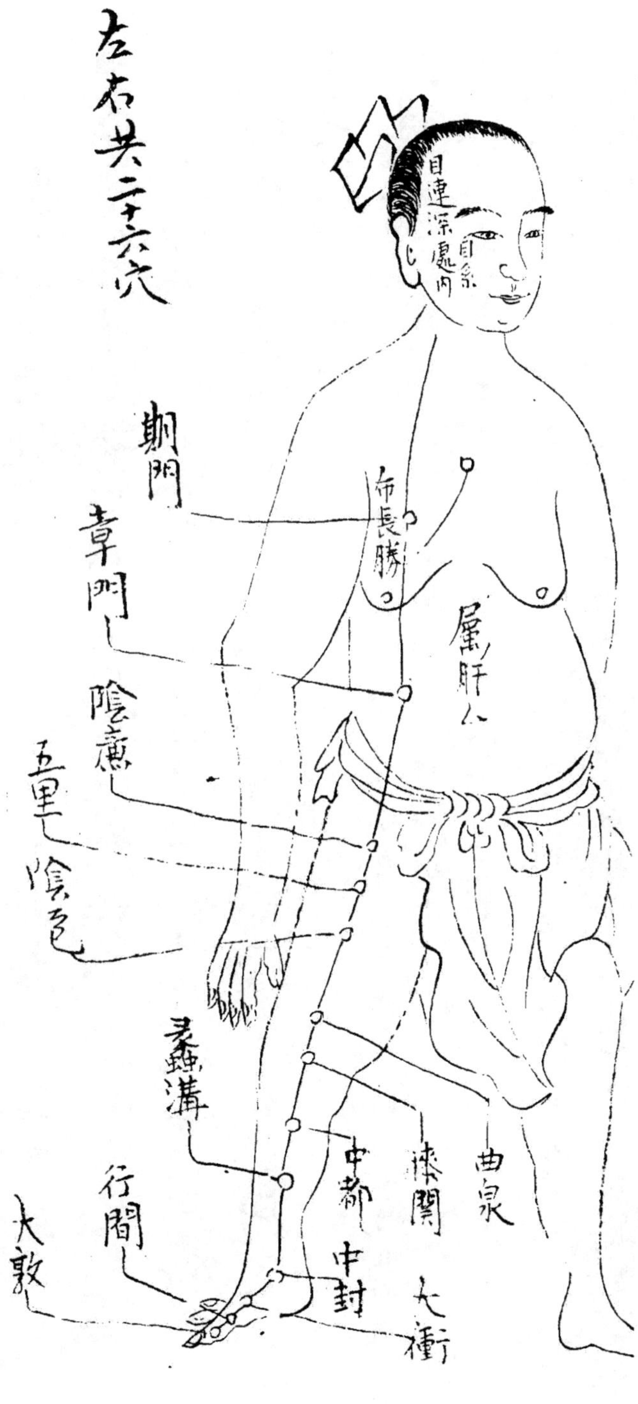
左右共二十六穴
期門
章門
陰廉
五里
陰包
蠡溝
行間
大敦
中都
中封
膝關
太衝
曲泉
屬肝

附督脈經穴歌

督脈中行二十七長強腰俞陽關密命門懸柱接脊中筋束至陽灵臺遶神道身柱陶道長大杼平局二十一啞門風府腦戶深強間後頂百會率前頂顖會上星圓神庭素窌水溝竅兌端開口唇中央齗交唇內任督畢

長強穴 背脊骶尾骨下陷中坐地取之針二分壯三十壯至二百壯止主心痛腸風下血五痔疳蝕小兒脫肛瀉血驚癇瘈瘲驚恐失精目昏頭重洞瀉腰脊強痛寒痓癲疾

懸柱穴 十三節針三分灸三壯主腰背不能屈伸腹中上下積氣水谷不化下痢

身柱穴 在三節針五分灸五壯主顛疾瘈瘲怒欲殺人胸拱口乾煩渴喘息頭痛吐血不出

強間穴 後頂下一寸半針三分灸七壯主加針刺項如拔瘈瘲顛狂煩心嘔吐涎沫之發無時

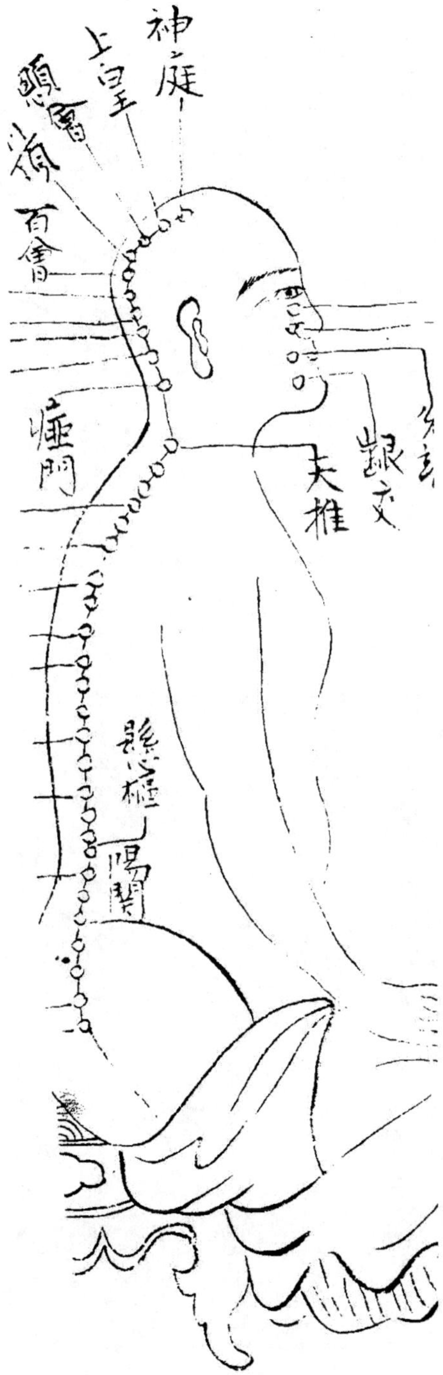
神庭
上星
顖會
百會
瘂門
大椎
齦交
懸樞
陽關

一胗兩[illegible]

宮華蓋旋璣夜天突結喉是廉泉唇下宛宛承漿舍

曲骨穴 中極下一寸毛際陷中針一寸半灸五壯主小便脹血癃小便难癩疝小腹痛婦人赤白帶下

天突穴 頸結喉下一寸宛宛中宛宛可見針五寸灸三壯主咳逆上氣噎膈喉中音如水雞聲咽腫脹血氣帶不通喉痹咽乾

廉泉穴 鳩尾上一寸膻中下一寸六分陷中針三分灸五壯主胸支滿嘔逆飲食不下

中庭穴 頷下結喉上舌本間針三分灸三壯主舌下腫難言舌縱涎出多唾咳嗽上氣口噤舌根急縮飲食難

下脘穴 鳩尾下五寸針一寸灸三七壯主腹男不調不能食腸堅腹痛胃脹癖塊日漸羸瘦水穀不化

外傷金鏡録序

夫人之受病傷寒爲甚傷寒之治仲景爲詳人皆知之而未必能行之者豈非以其法浩繁有難卒貫者乎舊有敖氏金鏡録一篇專以舌色視病既圖其狀復著其情而後別其方藥開卷昭然一覽具在雖不期乎仲景之書而自悉合乎仲景之道一一可謂深而通約而要者矣予昔承之　留都嘗刻之太醫院今本皆繪以五采恐其久而色渝因致謬誤乃分注其色於上使人得以意會焉今廷尉景山錢公體仁博施一旦見而悦之遂命工登梓名之曰外傷金鏡録蓋寒之所傷本自外至嘗見傷於內亦有微焉將銓次

而繼傳之茲姑以外別之也所以然者人之一身皆受生于天心名天君故獨爲此身之主宰乃心之苗凡身之病豈有不見於此者尚何內外之間哉特患人之不化耳

嘉靖丙辰秋日奉政大夫太醫院院使致仕姑蘇薛己撰

敖氏傷寒金鏡錄

清碧學士　杜先生著

凡傷寒熱病傳經之邪比雜病不同必辨其脈症舌表裏汗下之宜不有悞況脈者血之府屬陰當其浮病之初正氣相搏若真氣未衰脈必滑數而有力病久熱甚氣衰脈必微細而無力方數甚也但可養陰退陽此識脈之要也或初病即惡寒發熱後必有渴水燥熱之證或逆厥而利此熱證傳經之邪也若始終皆熱症惟熱而不惡寒故傷寒為病初則頭痛必無發熱惡寒渴水之症亦病便有逆厥泄利或但惡寒熱無發熱此寒症也此識症之妙也如舌本者乃心之竅於舌心屬火主熱象離明人得病初在表則舌

自紅而無白胎等色表邪入于半表半裏之間其舌色變為白胎而滑見矣切不可不明表症故邪傳於裏未罷則舌必見黃胎乃邪已入于胃急宜下之胎黃自去而病安矣至此醫之不依次悞用湯丸失於遲下其胎必黑變症蜂起此為难治若見舌胎如漆黑之光者十無一生近心火炎與邪熱二火相乘熱極則有兼化水象故色從黑而應水化也若乃臟腑皆受邪毒日深為症必作熱症急宜下之乃去胃中之熱否則其舌散入絡臟之中鮮有不死者譬如火之自炎初則紅過則薪為黑色炭矣此亢則害承迺制今以前十二舌明著猶恐未盡諸症後作二十四圖并方治列

手左則區區推源尋流實可決死生之妙也

傷寒用藥說

袁佳士錄

夫醫者何猶防衛之將也視凡人疾在究其淺深之異而療之且病之襲人若寇之侵境方其至也必瞰其勢之強弱先以安撫次以講和戒嚴守禦以防其返也如堅然不退至再至三恣強肆侮意謀土地當此之際奈何必選將練兵尅期致戰寇戎入已若愴惶無措則地土陷矣豈非將者不識韜畧不知合變以致悮也可勝嘆哉夫今之醫不閱方書不察脉理臨症茫然當汗解而不汗解當吐下而不吐下畏首尾顛倒錯亂助病日深殊不知乃司命其可輕忽如此大抵病之輕淺者即為和解深重者即便攻擊故曰

用藥之時膽欲大而心欲小毋使君臣失職佐使不當反嫁疾焉苟能如將之用兵進退合宜操存有法何疾之不愈也余每察脈用藥覺有疑滯韋承先師之誨故撮其要領以告後人云

至正改元一陽吉日永和三仙至人蕭璜鳴書驗証古法

第一　白胎舌

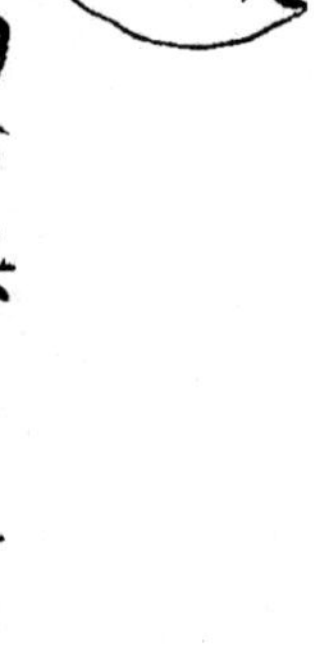

舌見白胎滑者邪初入裏也丹田有熱胷中有寒乃少陽半表半裏之証也宜用小柴胡湯梔子豉湯治之　二方俱見後

第二將瘟舌

舌見紅色熱蓄於内也不問何經宜用透頂清神散治之

透頂清神散

猪牙皂角　細辛　白芷　當歸　右為末等分和匀令病人先

噙水一口以藥少許吹鼻內吐去水取嚏為度未嚏仍用藥吹入凡瘟疫之家不拘已未患者皆宜用之

第三中焙舌

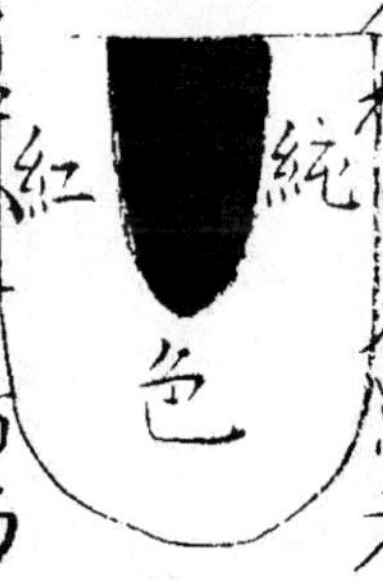

舌見純紅內有黑形如小舌者乃邪熱結于裏也君火熾盛反兼水化宜涼膈散大柴胡湯下之

涼膈散方見後　大柴胡湯方見後

第四生瘢舌

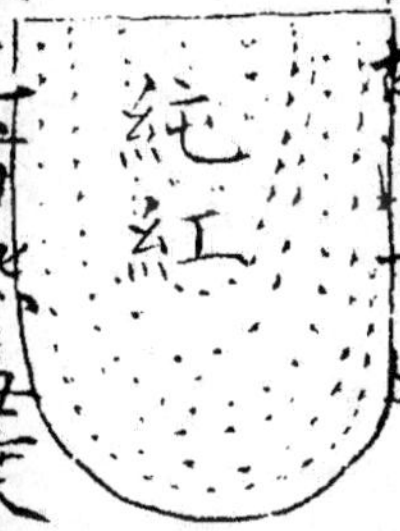

舌見紅色而有小黑色者熱毒乘虛入胃蓄熱則發斑矣宜用玄

參升麻葛根湯化斑湯解之

玄參升麻葛根湯即元參升麻湯加葛根方方見後化斑湯即白虎湯加人參方見後

第五紅星舌

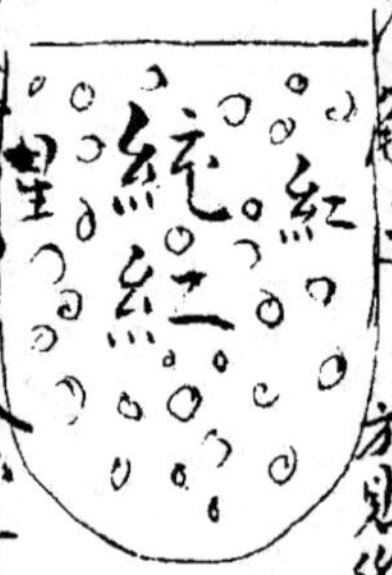

舌見淡紅中有大紅星者乃少陰君火熱之盛也所不勝者假火勢以侮脾土將欲發黄之候也宜用茵陳五苓散治　方見後

第六黑尖舌

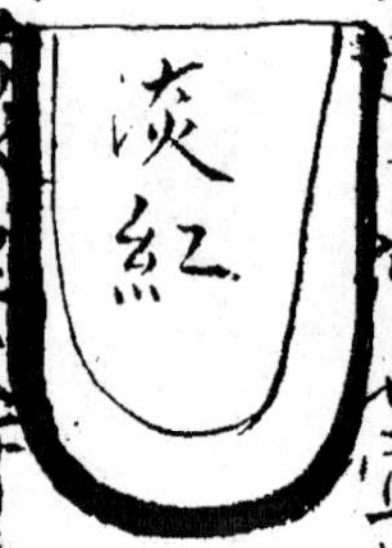

舌見紅色尖見青黑者水虚火實腎熱所致宜用竹葉石膏湯治之　方見後

第七重圈舌

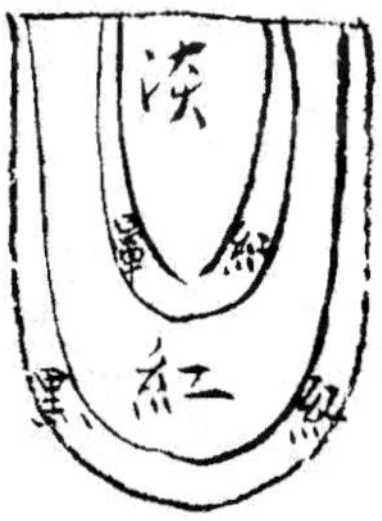

舌見淡紅色而中有一紅暈沿皆純黑乃餘毒遺於心胞絡之間與邪火鬱結二火亢極故有是証也以承氣湯下之 見後

第八人裂舌

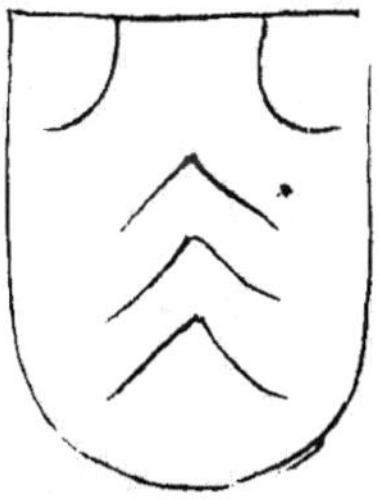

从亦有此形

舌見紅色更有裂紋如人字形者乃君火燔灼熱毒炎上故發裂

也宜用涼膈散方見後

第九蟲碎舌

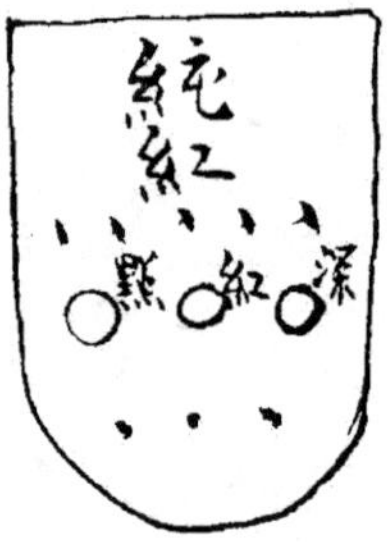

舌見紅色更有紅點如蟲蝕之狀者乃熱毒熾甚火上水在下不能相濟是也宜用小承氣湯下之方見後

第十裏黑舌

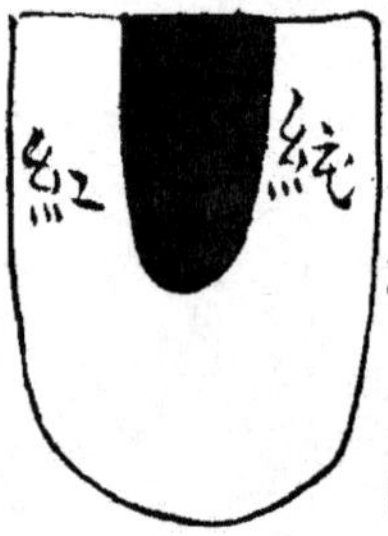

一舌見紅色內有乾硬黑色形如小長舌有刺者此熱毒熾甚堅結大腸受金火制不能平木故也急用調胃承氣湯下之方見後

第十一厥陰舌

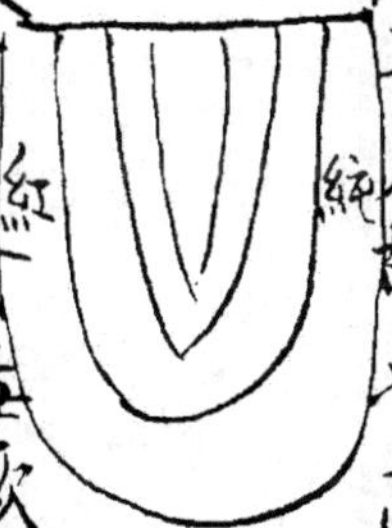

舌見紅色內有黑紋者乃陰毒厥于肝經肝主筋故舌見如絲形也用理中合四逆湯溫之

四逆湯

甘草炙六錢二分　乾姜炮五錢　附子一枚去皮生作八片　右為每服五錢水一鍾煎六分不拘時溫服

理中湯　服法如前

人參　甘草炙　乾薑炮　白朮炒

第十二死現舌

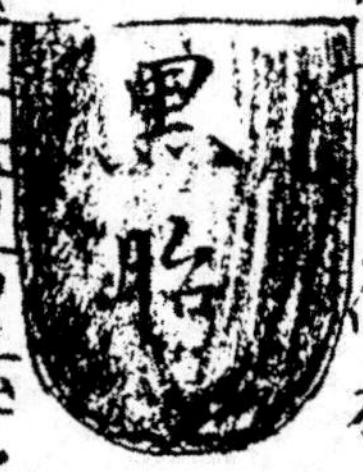

舌見黑色水尅火明矣患此者百無一治治者審之

余在留都時地官主事鄭汝東妹婿患傷寒得此舌院內醫士曾禧謂當用附子理中湯咸驚駭遂止亦莫能療困甚治棺曾與之隣往視之謂用前藥猶有生理其家既待以死姑從之數劑而愈大抵舌黑之症有火極似水者即杜學士所謂薪爲黑炭之意也宜凉膈散之類以瀉其陽有水來尅火

者即當醫士所療之人是也宜理中湯以消陰翳又須以老生姜切平擦其舌色稍退者可治堅不退者不可治

弘治辛酉金臺姜夢輝患傷寒亦得此舌手足厥冷呃逆不止衆醫猶作火治幾致危殆判院吴仁齋用附子理中湯而愈夫醫之爲道有是病必用是藥附子療寒其効可數奈何世皆以爲不可用之藥寧視人之死而不救不亦哀哉至於火極似水之症用藥得宜效應不異不可便謂爲百無一治而棄之也

敖氏傷寒金鏡録圖方

第十三黄胎舌

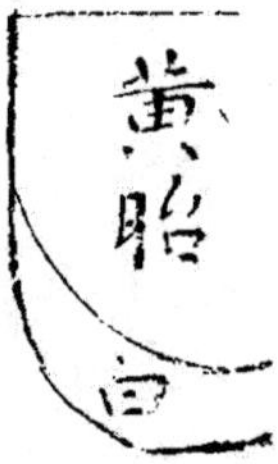

舌見尖白根黄其表症未罷也須宜解表然後方可攻之如大便秘者用涼膈散加硝黄泡服小便赤者用五苓散加木通合益元散加姜汁少許白滾湯調服　涼膈散

生甘草二兩　連翹四兩　山梔一兩　大黄二兩　黄芩　薄荷葉　朴硝各一兩　每服一兩水二鍾淡竹葉二十餘片煎至一盞去渣入生蜜少許熱服以利為度

五苓散加茵陳 即茵陳五苓散

澤瀉二兩五錢　茯苓　猪苓　白朮各一兩五錢　桂五錢　木通　滑石　甘草
炙各一兩　為末每服五錢入姜汁并蜜各少許白滾湯調服

第十四黑心舌

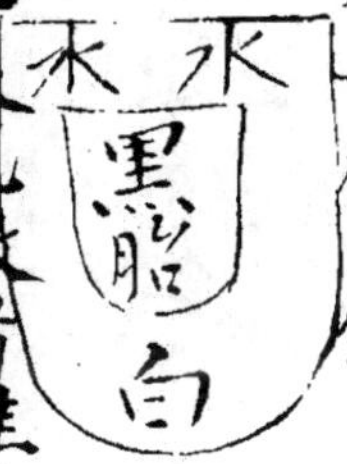

舌見弦白心黑而脉沉微者難治脉浮滑者可汗沉実者〻下始病即發此
色乃危殆之甚也速進調胃承氣湯下之

調胃承氣湯

甘草三錢　大黄六錢　硝二錢　右用水一鍾半先煎甘草大黄將熟去
渣下芒硝再煎三五沸趁熱服

第十五舌

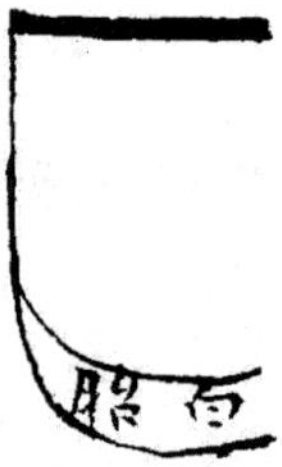

舌尖白胎二分根黑一分必有身痛惡寒如飲水不至甚者五苓散汗渴者白虎湯下利者解毒湯也亦危証也　五苓散方見前

白虎湯　知母一錢五分　甘草炙一錢　石膏四錢　粳米一撮

右每服一兩用水鍾半入糯米先煎下諸味再煎去渣服之加人參亦可

解毒湯　黄連一兩　黄柏五錢　山梔子廿枚　黄芩五錢

右每服五錢水一鍾半煎一鍾去渣頻頻服

第十六舌

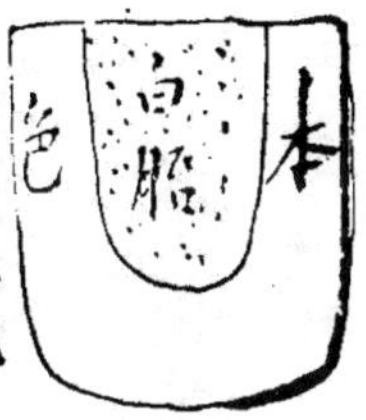

舌見白胎中有黑小點亂生者尚有表証其病未〻雖恶宜凉膈散微表〻表退即當下〻之下用調胃承氣湯方見前

凉膈散方見前

第十七舌

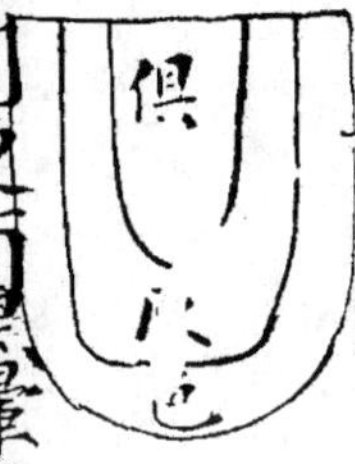

舌見如灰色中間更有黑暈兩條此熱乘腎与命門也宜急下〻之服解毒湯下三五次遲則难治如初服量加大黄酒浸炮

解毒湯方見前

第十八舌

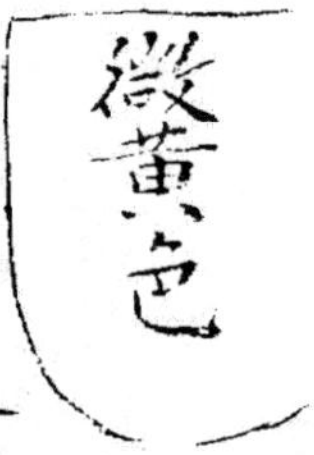

右見微黃色者初病即渴已發譫語者由失汗表邪入裏也必用汗下兼行以雙解散加解毒湯兩停三次

解毒湯加双解散　防風　川芎　當歸　芍藥　大黃　麻黃　連翹各五錢　芒硝五錢　石膏　黃芩　桔梗各一兩　滑石三兩

右每服一兩水鍾半姜三片煎八分不拘時服一云有桂枝三兩

第十九舌

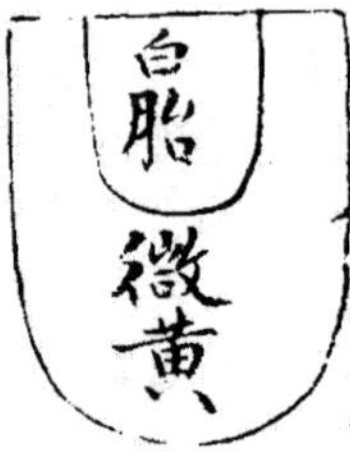

舌中見白胎外則微黄者必作泄宜服解毒湯惡寒者五苓散二方俱現前

第二十舌

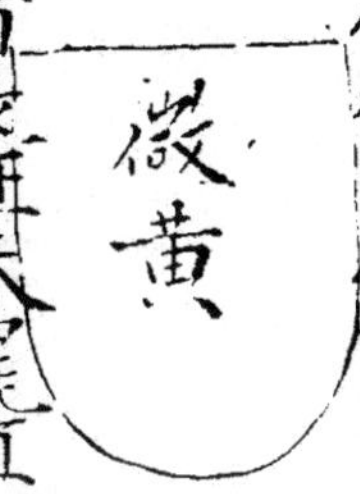

舌見微黄色者表証未罷宜用小柴胡湯合天水散主之可下者大柴胡湯下之表裏双除臨証審用之

小柴胡湯

柴胡四錢 黄芩 甘草 人參 半夏泡各二錢

右每服一兩水鍾半姜三棗一枚煎一鍾温服

天水散 甘草炙一兩 桂府滑石六兩 右各另為末每服五錢入生姜汁并蜜少許用白滾湯任意調服如發表用豆豉葱頭煎湯調服

悮後

大柴胡湯　柴胡　黄芩　芍藥各一錢五分　半夏　大黄一錢半　只實麸炒二錢

右㕮咀每服八錢水鍾半姜三片棗一枚煎一鍾温服

第二十一舌

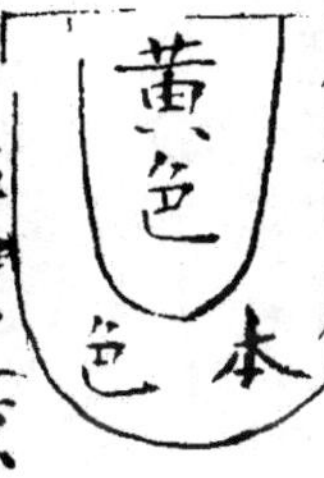

舌見黄色者必初白胎而變黄色也皆表而傳裏熱已入胃宜急下之若下遲必變黑色為悪証為亢害鬼賊邪氣深也不宜用調胃承氣湯下之方見前

第二十二舌

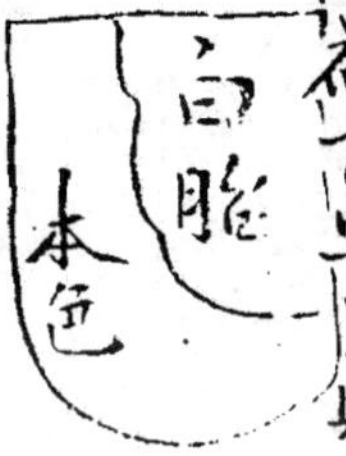

舌左白胎而自汗者不可下宜白虎湯加人參三錢服之方見前

第二十三舌

舌右白胎滑者病在肌肉爲邪在半表半裡必往來寒熱宜小柴胡湯和解之

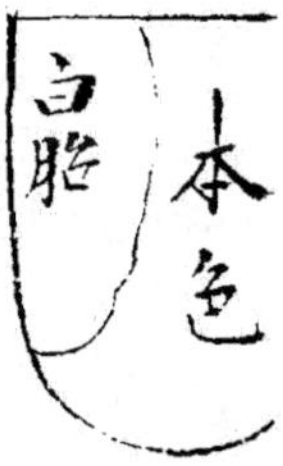

第二十四舌

舌左見白胎滑此臟結之證邪併入臟難治

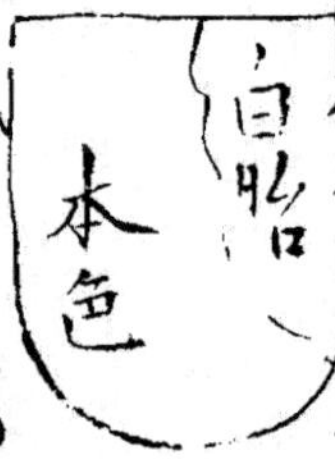

第二十五舌

舌見四圍白而中黃者必作煩渴嘔吐之證兼有表者五苓散益元散兼服

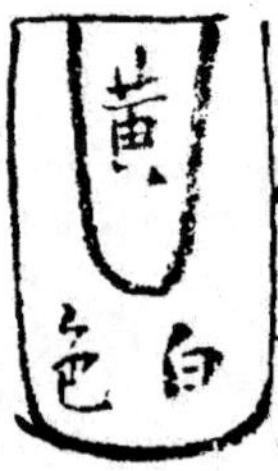

須待黃〻冬方下也（二方俱見前）

第二十六舌

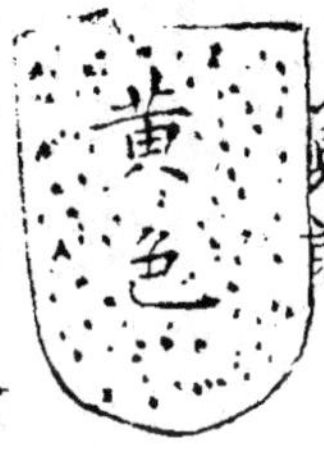

舌見黃而有小黑點者邪遍六腑將入五臟也急服調胃承氣湯下之次進和解散十救四五也 調胃承氣湯方見前

和解散

陳皮 厚朴（姜製各一錢） 藁本 桔梗 甘草（炙各五分） 蒼朮三錢 右水一鍾生姜三片棗二枚煎七分去渣不拘時服

第二十七舌

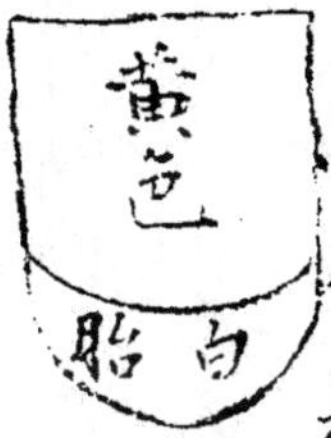

舌見黃而尖白者表少裡多宜天水散一服（方見前）涼膈散二服（方見前）合進之〻脈弦者宜防風通聖散

第二十八舌

疏黄

舌見黄而澀有隱々瓣者熱已入胃邪毒深矣心火煩渴急宜大承氣湯下之若身發黄者用茵陳湯下血用抵當湯水在脇内十棗湯結胃甚者大陷胸湯痞用大黄瀉心湯

大承氣湯　厚朴姜製三錢　枳实麸炒二錢　大黄三錢　芒硝二錢　右每服一兩水一鍾半先煎厚朴枳实候熱入大黄再煎数沸入芒硝煎一二五沸去滓熱服

茵陳湯　茵陳五錢　大黄三錢　山梔子七枚　右每服一两水一鍾半先煎茵陳半熱次入二味再煎去滓通口熱服

抵當湯　水蛭七个炒稀末　蝱虫七个炒去翅足　大黄三錢　右作一服水一盏半煎一鍾去滓通口服

十棗湯　芫花醋浸炒　大戟　甘遂煨各等分　右每服二錢弱藏半以水一鍾半

大棗十枚擘碎煎取八分去粗通口服

大陷胸湯　大黃七錢　芒硝三錢　甘遂四分　右用水二鍾先煎大黃至一中

去粗下芒硝煎三五沸再下甘遂末溫服取利

大黃瀉心湯　大黃五錢　黃連　黃芩各三錢五分　右作一服水二中煎一

中去粗通口溫服若有宿食痰飯者加半夏麴二錢

第二十九舌

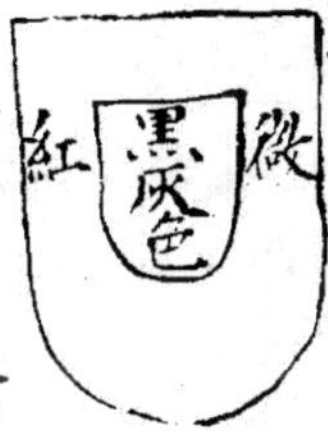

舌見四边微紅中央灰黑色者此由失下所

而致用大承氣湯下之熱退可愈必三四下方

退五次下之而不退者不治方見前

第三十舌

黑暈者亦不治下宜大承氣湯 方見前

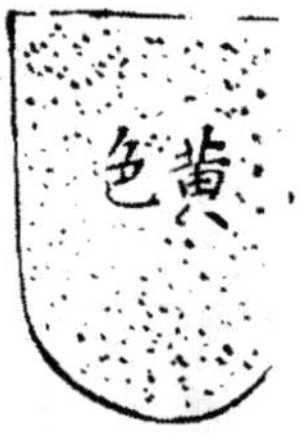

舌見黃而黑點亂生者其證必渴譫語脉実者生脈濇者死循衣摸床者不治若下之見

第三十一舌

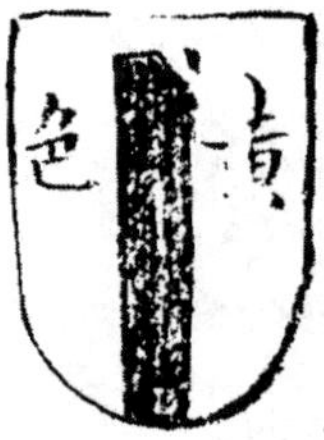

舌見黃中黑至尖者熱氣已深兩感見之十當九死惡寒甚者亦死不惡寒而下利者可治宜用調胃承氣湯主之 方見前

第三十二舌

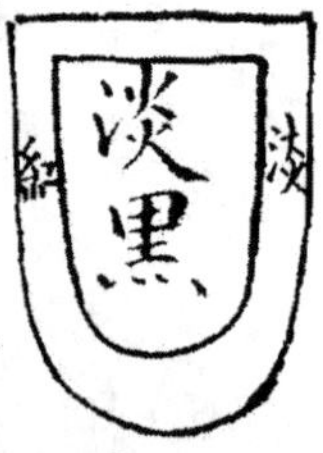

舌見外淡紅心淡黑者如惡風表未罷用双解散加解毒湯相半微汗之汗罷急下之如結胷煩燥目直視者不治非結胷者可治

双解散方見前　解毒湯方見前

第三十三舌

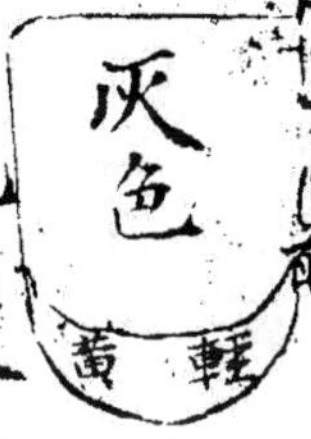

舌見灰色尖黄乃風寒脉浮者可下之若悪風悪寒者用双解散加解毒湯主之三四下之見黄黒不治二方俱見前

第三十四舌

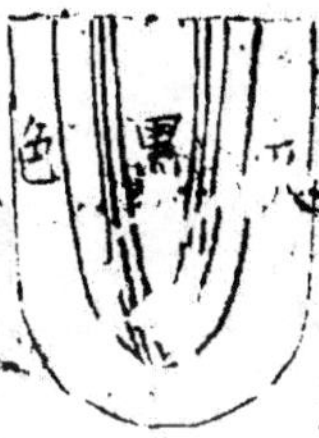

舌見灰黒色而有黒紋者脉実急用大承氣湯下之脉浮渇飲水者用涼膈散解之十可救其一二二方俱見前

三十五舌

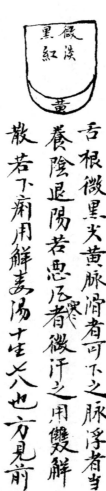

舌根微黑尖黃脉滑者可下之脉浮者当養陰退陽若惡寒者微汗之用雙解散若下痢用解毒湯十生七八也方見前

三十六舌

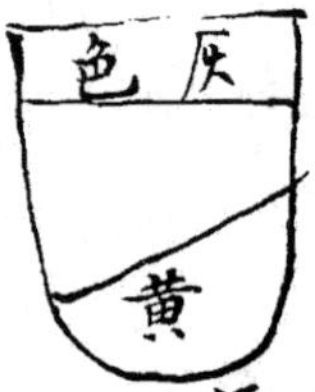

舌根微黑隱見或有一紋者脉實急用大承氣下之脉浮渴飲水用涼膈散解之十可救其二三

已上三十六舌乃傷寒驗證之捷臨證用心處之百無一失

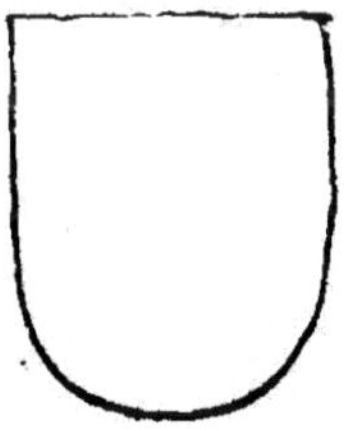

脉理正宗一卷

〔清〕郎毓純纂輯

清光緒二十四年（一八九八）超群生抄本

脉理正宗一卷

本書爲中醫脉診類專著。又名《達德堂脉訣金針》，成書於清乾隆四十年（一七七五）。郎毓純，字厚庵，號旋恒居士，清代白山人，業醫，尤致力於脉理研究。據郎氏跋語，其書是在高氏《指要》的基礎上『僭爲重訂，凡業師之所會口授，并心之所能領會者』，編爲是書。全書開篇爲《診法直言》《金針口訣》，後者則采用口訣形式講述脉學基礎理論，以便誦讀。其後爲《分部診候訣》，録二十八脉，編爲口訣。最後，按内因、外因、不内不外因來編製脉學口訣。文辭簡約，實用精當，具有較高的參考價值。

鶴慈堂記

䘑理正宗

乾隆乙未年新鐫

白山後學郎毓紀厚菴氏纂輯

脉理正宗

光緒二十四桂月十八日

超群生抄

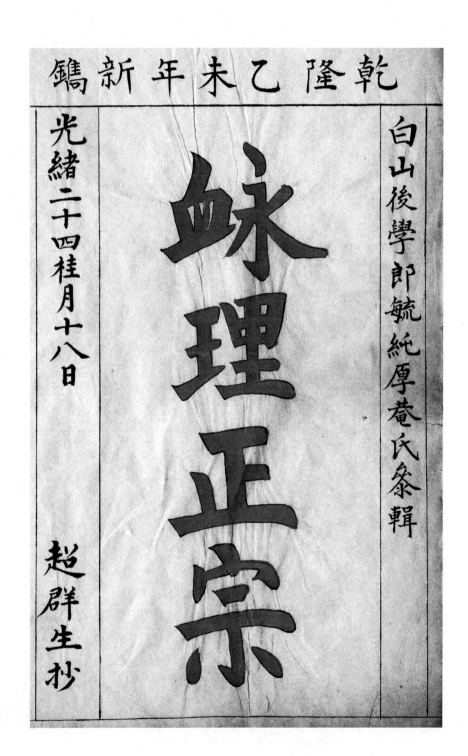

序

診脈之法昔賢已諄諄言之矣而診之者往往言不輙中良由學無頭緒授受失眞無感乎指下茫然也白山厚菴郎君飽諳醫學博聆師授而於脉尤致意

焉一日過余樽酒論道出金針一編見示其中口訣歌括雖亦平淡無奇然按伊所輯諸訣臨症而稍識之隨手輒中誠脉學之正宗診家之彀率也 余知其大有補於醫林故弗忍藏之笥笥書箱

分字恐公字張備誤抄亦不敢定講公字順寔此是吾之愚見

中特付剞劂以分諸世業醫者苟能觸類旁通則按指之除言無不輒中者矣

乾隆四十一年二月既望弟楊

成業君重氏題

手三陰三陽足三陰三陽十二經絡所屬

手太陰兮肺之經厥陰包絡少陰心陽明太腸
太陽小三焦少陽甚分明　足厥陰肝腎少陰
脾絡原來屬太陰少陽胆兮陽明胄太陽膀胱論
其真

手三陰從胸走至手　手三陽從手走至頭
足三陽從頭走至足　足三陰從足走至腹

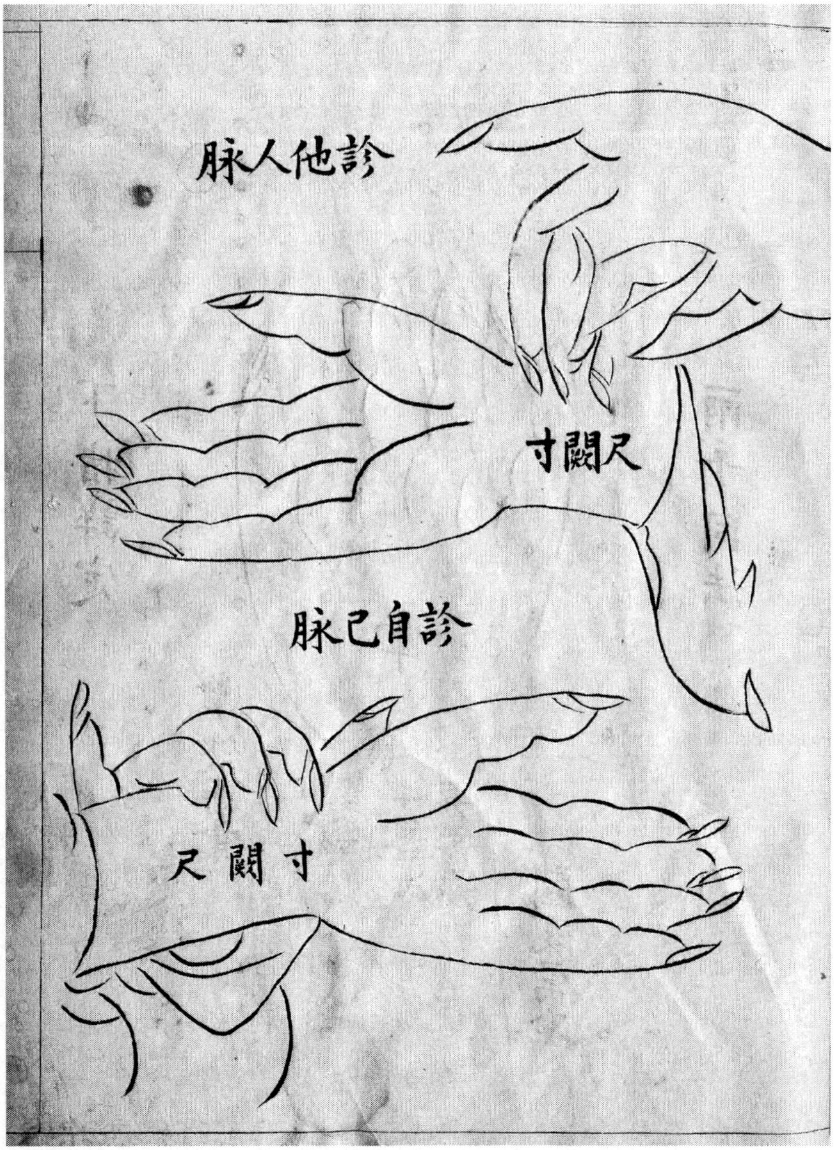
診他人脉
尺關寸
診自己脉
寸關尺

下指詳定

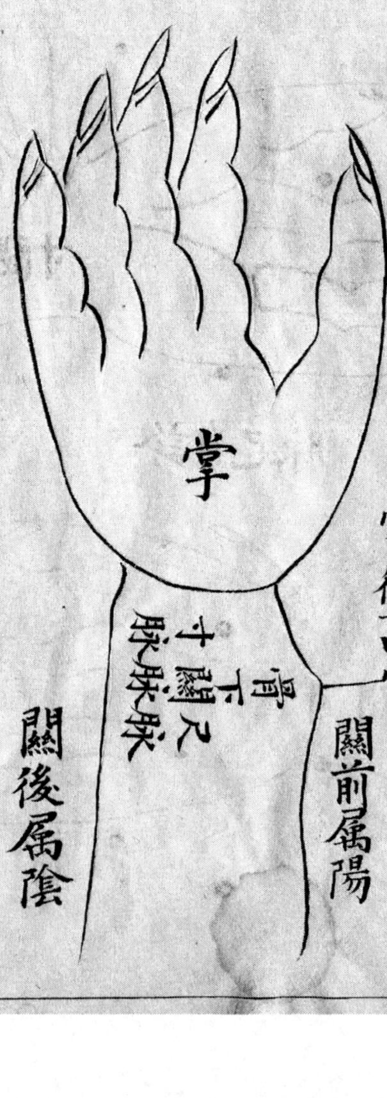
掌
掌後高骨
骨下
寸脉
關脉
尺脉
關前屬陽
關後屬陰

兩手同法

達德堂脉訣金針

白山後學郎毓紘厚菴氏叅輯

診法直言

凡診脉時。先須澄心靜慮。調停自己之氣。侍呼吸乎和。然後令仰其掌。男先取左。女先取右。醫者覆手以中指。於彼人掌後高骨之傍。揣定關位。次以食指按寸口之位。又以無名指按尺之位。凡一指必三般診視。先輕指以察其

脉理正宗

不輕不重指以察其中再重指以察其沉寸爲陽爲上部主頭項以至心胸之分也關爲陰陽之中爲中部主臍腹胠脇之分也尺爲陰爲下部主腰膝脛足之分也膽胃大腸小腸膀胱三焦以上六脉皆輕手得之表也腑也心肝脾肺腎命門以上六脉皆重手得之裏也臟也其中相生尅相相勝相負之理微渺無窮學者欲求其詳則更有脉書集粹出焉

金針口訣以便誦讀

脉理細。經心習。三法（浮中沉）四宗（浮沉遲數）堪熟記。分合似類偶當明。博學反約求踪跡。認脉難。須勤力。察形辨象非容易。浮沉連、數立爲宗。擴充諸脉眞消息。此理須明未診前。免致心疑持脉際。精微一貫用心機。指下回生眞妙計。輕循有。按無由。浮脉漂然肉上遊。水泛木浮爲定象。浮脉中間仔細究。有力爲風薰表實。無神無力知虛浮。浮脉類。

有七般其中理性要精研洪浮滿指波瀾似來時力壯去攸然脈洪陽盛隨夏旺非時火盛致災煩實愊愊更舒長舉按充實力最強新病見（愊愊者堅實貌）實爲邪盛久病逢實定命亡長脈直長過本位迢迢自若類長竿心腎脈長根木壯實牢絃緊似兼長短脈象喻如龜藏頭縮尾脈中推寸尺可評関不診濇微動結亦相隨諸病脈短皆難治蓋爲真元氣多虧兩邊實中間空芤形浮大

軟如葱寸陽見芤血上溢芤潛陰尺下流紅濡
形浮細須輕診水面浮棉象的真氣血傷耗精
神損自汗陰虛骨蒸身散脉形浮而盛如尋至
數拘不定滿指散亂似楊花按則分散難歸正
産爲生兆胎爲墮久病逢之必殞命沉脉狀舉
無因探諸脉象辨分明沉幫筋際方應指猶石
投水軟滑匀按之無力眞元弱有力爲痛滯氣
般中含七脉皆沉類說透機關不誤人微輕細

類蛛絲如斯脉狀小心持浮取輕微無似有按有若無欲絶兮男爲勞極諸虚候女作崩中帶下醫細微渺直如線沉而極細終不斷春夏少年俱不宜秋冬老弱却爲善沉之甚伏脉由下指推筋着骨求眞氣不行癥癖結脉藏邪制不出頭沉細軟棉爲弱脉輕尋無跡重方知元氣耗精血離少年可慮白頭宜虚脉舉之遲大軟按之無力豁然空精神氣血俱傷損病由虚發

許多蹤沉而伏力絕強牢形實大合弦長勞傷
瘦極眞精損氣喘腹脹七情傷革脈之體自浮
起詳診眞如按鼓皮女人半産并崩漏男子榮
虧或夢遺尋肉內至三來來往緩甚作遲看浮
遲表寒爲準則沉遲裏冷定有然緩結代濇俱
遲類不究詳細莫輕談緩暑慢動無偏和風舞
柳妙通玄欲從脈裏求神氣只在從容和緩間
緩遲氣血皆傷損和緩形容胃氣安緩一止復

又來結脈之體記在懷悲慮精中成鬱結五冠
交攻胃脾災緩止不能隨手至良久方來代脈
眞代爲氣衰凶且甚妊娠風痛生機存脈道濇
難往通細遲短散合成形來往遲滯如刮竹至
至帶止沾沙名思慮憔愁堆積久不惟損血又
傷精來往速數脈形一息六至仔細評數脈爲
陽熱可知只將虛實火來醫實宜凉瀉虛溫補
肺病秋深却畏之疾緊絃滑促動皆從數脈安

排定。快於數者脉稱疾。在陽猶可陰必咸[?]。數而弦急合爲緊。舉如轉索切繩証。浮緊表寒身體疼。沉緊風癎腹痛應。舉應手。按不還。弦長端直若絲絃。受病輕重如何識。只向弦中軟硬參滑脉如珠應指來。往來流利甚奇哉。宿食痰氣胸中欝。女人滑緩定成胎。數而止。促脉呼。進必傾危退可蘇。促脉惟將火症醫。其因有五細推圖。動脉搖搖數在關。無頭無尾豆形圓。動主驚慌心恐肺汗出發熱陰陽叅。攷察往聖前賢旨。搜羅精秘費心編。詳脉驗症如明鏡。後進登高題此篇。

分部診候訣

浮

寸浮發熱是傷風。目眩頭疼風痰壅。浮帶虛遲心氣少。心神恍惚不安宮。浮散心氣虛煩燥。洪數心經被熱攻。

左關脉浮主腹脹。數因風熱入肝中。怒氣傷肝

按浮之爲義。如木之浮水面也。浮脉法天清輕在上之象。在卦爲乾。在時爲秋。在人爲肺。素問之。其氣來毛而微。此爲不及。病在中。其氣來毛而中央堅。兩旁虛。爲太過。病在外。太過則氣逆而背痛。不及則喘。少氣而咳。上氣見血。肺脉厭厭聶聶。如落榆莢。肺平。不上不下。如循鷄

羽肺病如物之浮如風吹毛肺死叔和云舉之有餘按之不足最合浮義黎氏以爲如捻葱葉則溷於芤脉矣崔氏云有表無裏有上無下則脱然無根又溷於散脉矣

脉浮促心胸逆滿不相通

左手浮脉見手尺膀胱風熱尿澁赤芤則男子溺必血婦人崩帶無更易遲是疝氣臍下疼用心仔細須推釋

右寸浮兮肺受寒咳嗽清涕汗潸潸如遇浮洪爲肺熱浮遲喘咳吐痰涎

右關脉浮是脾虛中滿不食鬱氣居浮大濇來因吐食浮遲脾胃虛寒餘

右尺浮爲下焦風大腸秘結苦難通若遇浮虛
元氣少數浮風熱大腸攻

沉

左寸沉爲心内寒胸脇疼痛一般難
關沉痃癖小腹疼沉伏肝寒脇刺連
尺沉腎臟寒邪侵腰背冷痛便濁頻男子精
冷女血結沉細脛疫溺餘淋
右寸沉時肺受寒停痰虛喘氣舒難緊滑咳嗽
因傷冷細滑骨蒸寒熱纏

關脉沉胃寒攢食積中滿與吞酸
尺部沉時腰膝痛若還沉細痢臍寒

遲

左寸脉遲心上寒沉痼癥瘕仔細看
關遲手足皆拘急脇下時疼因受寒
尺遲腎虛兩便涸婦人月水定然難

右

寸脉遲寒入肺冷痰氣促受熬煎
關脉遲兮中焦冷脾胃寒傷食不甜
尺遲臟冷時常瀉小腹痛兮腰膝艰

數左寸脈數口舌瘡。咽喉疼痛若難當。
關數肝經積熱甚。目痛頭眩邪火戕。
尺爲相火炎上象。遺濁淋癃小便黄。
右寸脈數肺家熱。吐紅咳嗽内生瘍。
關數胃熱并口臭。嘔逆痰壅火炎亢。
右尺數爲下部熱。滋陰降火始能康。

滑左寸滑來心熱甚。實大心驚舌又硬。
關滑目疼肝受熱。

按濇者。不流利。不爽快之義也。内經曰。叅伍不調。謂之凝滯。而至數不稱匀也。脈訣以輕刀刮竹為喻者。刀刮竹則沮滯而不滑也。通真子以如雨沾沙為喻者。謂雨沾金石則滑而流利。雨沾沙土則

尺滑淋赤莖中痛。

右寸滑時痰飲嘔。毛焦咽燥暈在頭。有時津涕粘而咳。須知肺熱療解瘳。

關滑脾熱并口臭。食不化時吐逆呑。

右尺滑因相火炎。腸鳴下痢不能安。女人氣擁經多閉。和滑應知有孕占。

濇

左寸濇兮心耗虛。冷氣心疼却要知。

關濇肝虛胸脇脹。遍身疼痛血散離。

濇而不流也李時珍以病蠶食葉爲喻者謂其遲慢而艱難也僞訣云指下尋之似有舉之全無則是微脉而非濇脉王叔和謂其一止復來亦有疵病蓋濇脉往來遲滯有似乎止而实非止也又曰細而遲往來难且散者乃浮分多而沉分少有類乎散而实非散也須知極軟似有若無爲微浮而且細且耎爲濡沉而且細且耎爲弱三者之脉有分别也

尺濇男子必傷精。婦人經阻孕非時。

右濇榮衛不調和。氣短臂疼冷痞疾。

右關脉濇脾家弱。胃冷嘔吐不進食。

右尺濇來大便難。小腹寒疼足脛躃。

虛

左寸脉虛心血虧。驚悸怔忡不得眠。

左關虛爲肝氣傷。血不榮筋頻熱炎。

左尺水衰精血損。腰膝痿痺不須言。

右寸肺虛自汗怯。

按實之爲義邪氣盛滿堅勁有餘之象也既大而且長既長大而且有力既長大有力而且浮中沉三候皆然則諸陽之象莫不畢備焉見此脉者必有大邪大熱大積大聚故叔和有尺實則小便難之說乃僞訣謬以尺實爲小便不禁奈何與叔和適相反也又妄謂如繩應指則是緊脉之形而非實脉之象夫緊脉與實脉雖相類細實相懸但緊脉絃急如切繩左右彈人手實脉且大耳長三候皆有力緊脉者熱爲寒束故其象綳急而不寬舒實脉者邪爲火迫故其象堅滿而不和柔以症合之以理察之便昭然於心自之間矣

關爲腹脹胃虛寒。
右尺火衰寒症起固精益氣法宜參

實

。經曰血實脉實曰脉實者水穀爲病曰氣來實強是爲太過由是測之但主實熱不主虛寒

左寸脉實心有熱咽喉疼痛心瘡作。
關實腹脇皆疼滿。
左尺逢之小便澁。
右寸脉實肺經熱痰嗽煩滿咽津竭。
關實中滿氣不舒實浮脾熱倦而噎。
右尺逢之小腹痛大便艱難或下結。

按長之為義首尾端揔往來端直也在時為春在卦為震在人為肝肝主春生之令天地之氣至此而發舒脉象應之故得長也內經曰長則氣治李月池曰心脉長者神強氣壯腎脉長者蒂固根深皆言平脉也故知長而和緩即合春生之氣而為健旺之徵耳而硬滿即屬火亢之形而為疾病之應也

長

左寸脉長君火令。神強氣壯不須病。

關部見長肝木實。

左尺長主奔豚競。

右寸脉長滿逆定。

關脉長時土鬱病。

右尺若長腎氣強。根固蒂深相火令。

短

左寸脉短心氣虧。健忘怔忡神不寧。

左關見短肝氣鬱。

左尺短時小腹疼。

右寸短主肺經虛。

關短膈間胃氣痞。

右尺短時真陰弱。精滑夢遺火不實。

洪

左寸洪時心熱熾。目赤口瘡頭痛症。

關洪肢熱過身疼。

尺洪小便澁赤應。

右寸洪時因肺熱。口燥咽乾喘急煩。

關洪吐逆與口渴。皆因胃熱使其然。
右尺洪來大便秘。腹滿下血苦難言。

微

左寸微時心内驚。心虚少血又頭疼。
關微氣少胸中滿。四肢拘急惡寒生。
左尺脉微敗血症。男子傷精女血崩。
右寸微時上焦冷。寒痰不化在胸凝。
關微胃寒并氣脹。脾虚難化腹痛增。
右尺脉微因臟寒。泄瀉臍痛冷似氷。

細

左寸脉細心血損。健忘怔忡夢多驚。
關細肝經陰血枯。
尺主瀉痢并遺精。
右寸細時嘔吐頻。
關主脹滿胃虛形。
右尺若細丹田冷。急須極補救之靈。

濡

左寸脉濡心虛空。自汗如珠常怔忡。
關濡氣血不通暢。精神恍惚睡朦朧。

左尺濡来男精少。婦人溺數淋漓童。
右寸濡時體倦怠。增寒發熱肺氣壅。
關濡脾弱難消化。胃倒住餚懶進嚨。
右尺濡兮泄瀉頻。下元冷極虛弱逢。

弱

左寸弱兮陽氣虛。自汗如珠心驚悸。
關弱筋痿氣不足。女人產後風吹制。
左尺弱兮小便頻。腎虛耳病骨疼劇。
右寸弱兮體受寒。胸間氣短懶開談。

右關脉弱脾虛是。飲食難消味不甘。
右尺弱時下焦冷。大腸溏泄不須言。

緊

左緊項强頭目痛。沉則心中氣通疼。
關緊心腹脇筋疼。浮緊傷寒是定名。
左尺緊時腰膝痛。臍疼小便不能通。
右寸緊時鼻息壅。沉滑肺實喘嗽洪。
關緊腹痛并吐逆。若還沉緊傷飱饔。
尺脉緊時臍下痛。奔脉広氣兩相攻。

緩

左寸脉緩心氣少。怔忡恍惚背疼若。

左關脉緩風眩虛。脇腹氣結不能舒。

左尺緩時腎經虛。婦人癸水必然阻。

右

寸緩兮肺氣浮。言語短促氣不足。

右關單緩胃氣虛。沉緩土弱濕來侮。

尺部見之必下寒。眞陽衰憊命門枯。

弦

左寸脉弦心中痛。

關弦痰瘧癥瘕逢。

左尺弦來小腹痛。若還弦滑腰膝疼。
右寸弦兮肺感風。咳嗽痰喘并頭疼。
關弦脾胃因傷冷。
尺弦足攣寒疝痛。

動

左寸得動驚悸害。
關脉動時拘攣憊。
左尺見動主陰虛。男子亡精女濁帶。
右寸脉動自汗定。

關部見之心脾痛。
右尺見動主發熱。雷龍之火奮炎威。

促

左寸脉促心火炎。
關脉促時積血痃。
左尺逢之精滑病。雷龍之火灼灼燔。
右寸脉促肺金鳴。時時咳嗽皆痰延。
關促脾家主引飲。
右尺促時邪熱炎。

結

左寸驚悸痰飲決。關主脇肋疼痛結。

左尺結兮痿躄疴。速宜煖陽救之捷。

右寸脉結肺經虛。寒氣凝滯痰涎結。

關脉見結反胃噎。右尺結時陰寒邪。

代

代主臟衰危候信。脾土敗壞吐利痰。或因中寒腹痛疼。女脉逢此三月孕。暴病見代爲無恙久病逢代歿命近。

革

左寸脉革心虛痛。
關部遇之疝瘕病。
左尺見革主精空虛陷下脫現其症。
右寸脉革金氣壅。
關脉見革土虛疼。
右尺見之多殞命女主半產崩漏凶。

牢

左寸見牢伏梁病。

關部脉牢肝積應
左尺若見牢脉形此爲奔脉爲患症
右寸脉牢息賁定
關主陰寒侮脾乘
右尺牢脉主陰虛疝癩癥瘕疼痛勝

散

左寸脉散心主虛脏忡恍惚神不依
左關若散當溢飲
散居左尺雷火熄

右寸脉散肺氣少。身體倦怠汗淋漓。
關主腫脹水蠱疾。
右尺得之魂應離。

芤

寸脉芤時血妄行。必然吐衄兩相作。
關芤脇痛有瘀血。
左尺芤來男溺血。女人經阻無他説。
右寸芤時胸積血。吐紅嘔赤無差別。
右關芤來腸裏癰。嘔吐瘀血食不悅。

尺部逢之大便血。用心仔細指下決。

伏

伏脉如何在部逢。心神恍惚不安宫。
關部逢之腰膝痛。脇間寒氣兩相攻。
左尺脉伏腎臓寒。精虛疝瘕諸症逢。
右寸伏兮胸氣鬱。寒痰冷氣不調通。
關脉見伏閉塞侯。寒凝水穀積滯停。
右尺伏時臍下冷。下焦虛寒腹必疼。

疾

疾爲陽極陰竭象。魂氣脫絕難升降。傷寒見

此爲熱極勞瘵逢此鬼鄉向寄語杏林諸覽
華久病見疾生難望

診內因症訣

喜則傷心脉必虛結脉思慮傷其脾因憂傷肺
脉必濇怒氣傷肝濡脉居恐則傷腎脉沉是
緣驚傷膽動相須脉緊因悲傷胞絡七情氣
口內因之

診外因症訣

緊則傷寒。腎不移。虛因傷暑。推胞脂。濇緣傷燥。須觀肺。沉緩傷濕。要觀脾。浮則傷風。肝部應。虛數傷火。察心知。六部合脈須詳審。免便將寒作熱醫。

診不內不外因症訣

勞神役慮定傷心。虛濇之中仔細尋。勞役陰陽傷腎部。忽然緊脈必相侵。房帷任意傷心絡。微濇之中宜忖度。疲極筋力便傷肝。指下尋之脉弦弱。飲食飢飽並傷脾。来可輕將一例醫。飢則空虛當別議。若然洪滑飽無疑。吽呼勞傷損肺氣。燥熱脉中宜熱計。能通不內外中因。生死吉凶都在是。

定死脉形候訣

指下如湯湧沸時。旦食夕死定無疑。尾掉搖搖頭不動。魚翔腎絕亦如期。去疾來遲兼劈劈。命絕脉来如彈石。三陽穀氣久空虛。胃氣分明屋漏滴。散亂還同解索形。髓竭骨枯見雨尺。蝦浮狀如蝦蟇遊。魂去行屍定生憂。雀啄連連來數急。脾無穀氣定難留。欲知心絶并榮絶。如刀壓刃細推求。更看肺枯并胃乏。如麻戚促至無休。指下渾然如轉豆。三元正氣已飄流。

本集首約之以口訣。次詳之以二十八脉。末附、之以三因等訣。較之指要。十增七八。雖未盡其精微大畧皆備惟是脉有老幼肥瘦之不同浮沉遲數之各異苟非深心精研何以擴前聞而詔來哲高氏指要之作明白簡易宜其爲近今膾炙之書也但惜其長短二脉訣而不載牢革二脉混而不分讀者不免有遺珠之憾紀遂忘其淺陋之識將高氏指要僭爲重訂凡業師之所會口授并心之所能領會者已謹爲佈錄之以便初學誦讀尚冀海内格致精深之士各

出新知。匡余未逮。斯實純之幸矣。

乾隆乙未年菊月九日旋恒居士郎毓純書

辨難大成脉訣附摭餘録二卷

〔清〕龐志先編集
清光緒抄本

辨難大成脉訣附摭餘録二卷

本書爲中醫脉診類專著。又名『適宜脉訣』。龐志先，字繼軒。據龐氏叙言可知，龐氏『少習舉子業，中年改而就醫，恒苦脉學無所師承』，『遂集脉訣兩卷，上曰「利用」，下曰「精義」，總顏之曰「適宜脉訣」』。全書抄輯六十五篇脉學專論，由龐氏在《醫方辨難大成》末卷脉帖的基礎上增訂而成，并在增補中引述《醫宗金鑒》及陳修園等各家脉論。本書内容實用，是研習中醫脉診較好的參考書。《醫方辨難大成》一書托名文昌帝君所遺，故在本書中被題作『文昌帝君辨難大成脉訣』。

適宜脈訣備覽

光緒癸未秋日

式如氏題籤

光緒紀元歲在辛巳仲夏之月余捧檄權漢陰篆適　龐繼軒廣文司鐸是邦課士之餘以手輯脉訣一帙見示披讀再三知其提要鈎元良工心苦誠醫家之法律後學之津梁也曩誦范史郭玉之言曰醫之為言意也腠理至微隨氣用巧針石之間毫芒即乖神存於心手之際可得解而不可得言也今觀是集繁徵博引變化從心詳略相因鉅細畢舉而凡諸說之同異得失皆可以曲暢旁通而各極其趣五臟癥結無不瞭如指掌而燦若列眉也　君其今日之視見垣一方人乎孰謂脉之妙處不可以言傳耶因識數語於篇末以歸之且以誌欽佩之意云爾硯芸弟陳景綬頓首

謹跋。

辨難大成脉訣附摭餘錄叙

余少習舉子業，中年改而就醫，恒苦脉學無所師承。除誦習二三種外，翻閱脉訣僅得十六七種。見夫古法未便於習，時法又即於陋。繁者博而寡要，簡者捷而弗該。泥迹以求，而診不應手；執一為是，而治不從心。茫然者久之，獨坐空齋，冥搜疑竇，復以己之疑求之諸書，以堅其信。遂集脉訣兩卷，上曰利用，下曰精義，總顏之曰適宜脉訣。不過自適其宜，並宜於吾子弟之問津者。但繁稱博引，筆墨弗倫弗類，深以為病，而訪求善本脉訣之誠未已也。嗣於友人案頭購得文昌帝君辨難大成脈訣一卷喜無習見諸獘又極簡明切當守此一編不必別有師承即可漸入佳境真所謂先得我心者視予所集莫能出其範圍用滋慚已既又思之予所編集有發明大成脈訣所已言者固不厭其詳以堅人之信有摭拾大成脈訣所未言者亦不嫌其贅以釋人之疑反覆展玩終難割愛擇其要者別為摭餘錄一卷以附其後庶正續分列與古為新我同人不鄙淺陋而力難購書者不無聞見之一助也已

光緒七年清和月繼軒龐志先謹誌於漢陰廳學署之培桂軒

募刻適宜脈訣叙

辛巳之閏余於友人書齋得
龐繼軒先生手集辨難大成附摭餘錄貳卷輾轉翻閱切理饜心
非業醫學歷數十年之久讀醫書閱數十種之多以會萬殊以歸
一本焉能如此精切簡該哉合顏之曰適宜脈訣以為自適其宜
並宜於其家子弟之問津者余不敏竊以為宜於己宜於人宜於
業醫者得資進步宜於學醫者免誤歧途誰不有脈誰不經醫得
此訣診之益一宜而無不宜也豈第一己一家哉集初成一時爭
相抄傳幾至洛陽紙貴無如錄未完而索者復至讀未終而借者

又來終覺私而不公耳爰體大道為公之心為以梓代筆之計亦念醫之難也難於評脈脈未評則心中無主脈之難也難於得訣訣未得則指下不明毫釐差千里謬所關原非淺鮮即力窮醫學將聚百卷於案頭苦於窘而難購將準十年以面壁遲之久而難期　麗公以勞而成我輩以逸而獲作者不驕述者曷吝所望衆擎共襄義舉俾斯脈訣壽諸棗梨庶集腋以成裘自循途而守轍不必人盡知醫斷無醫不知訣行見脈絡分明陰陽變理濟己濟人功成普濟想　大君子當與有同心焉是為叙

光緒七年中秋月芩園謝名傑頓首拜譔

摭餘錄脈訣篇目

金鑑訂正内經部位説并圖　陳修園臟腑折衷記

人迎氣口　營衛脈象

營衛脈證　三焦脈證

診家四要　脈貴通神　脈先精緩　脈斷在獨　脈確診四

附杜執病困醫之弊

診法三竅　診陰臟人脈竅　診陽臟人脈竅　診平臟人脈竅

左右診法　附女人專診左關法

尺寸診法　兩尺診法

總論

按古診法本非一端有形身臟腑之診陰陽五行之診骨度血氣之診顏色聲音之診皆為脈法之要又何獨寸關尺當明其位哉是集脈學為入門起見止得四診之一不及備列欲學者粗盡脈理之概然後再讀内經難經仲師傷寒金匱及乎脈法方能神明變化於其中頭頭是道非謂脈學如斯而已也編集既成

孝廉謝公苓園茂才陳君麗崑謀欲付梓而不能力卻者藉

此以免傳抄之訛且可就正
有道惟願
同志君子削其繁允益其缺畧各竭壽世之誠則不才與有
榮施矣若云私心自是則烏乎敢中秋後五日繼軒又跋

平脈法會萃內經難經之精提挈傷寒金匱之要不可不
熟讀也黃氏八種中解極元微

辨難大成脈訣附摭餘録

岐陽繼軒龐志先編集

金鑑訂正内經部位説并圖

内經尺内兩旁則季脇也尺外以候腎尺裏以候腹中附上左外以候肝内以候鬲右外以候胃内以候脾上附上右外以候肺内以候胸中左外以候心内以候膻中

金鑑曰内外二字前人有以尺部一脈前半部脈後半部脈為訓者有以内側曰内外側曰外為訓者皆非也蓋脈之形渾然純一並不兩條亦不兩截若以前半部後半部為是則視脈為兩截矣

若以尺內側尺外側為是，則視脈為兩條矣，故知二說皆非也。孰玩通章經文，自知其為傳寫之訛，豈有獨於脾胃則曰右外以候胃內以候脾者耶？蓋外以候腑，內以候臟，內經脈書確然可考，故當以外以候胃內以候脾之句為正，其尺外之外字當是裏字，尺裏之裏字當是外字，中附上左關之內外字，上附上左右之內外字，皆當改之，故不循舊圖所列，以符外候腑內候臟之義也。

金鑑訂正內經曰：尺內兩旁則季脇也。尺內者，兩腎也；季脇者，脇之盡處，乃兩腎所近之地，故季脇間之病，皆尺內主之。尺裏以候腎，尺外以候腹。所謂腹者，凡大腸、小腸、膀胱、三焦皆在其中矣。已下四項俱言左右，此獨不分者，以兩尺皆主乎腎也。裏者，沉候也；外者，浮候也。

中附上左內以候肝外以候鬲中附上者言附尺之上而居乎中即關部也所謂鬲者凡中部之鬲膜膽腑皆在其中內猶裏也右外以候胃內以候脾上言左者左關也此言右者右關也上附上右內以候肺外以候胸中上附上者上為寸部附於關之上也胸中者鬲膜之上皆是也左內以候心外以候膻中心肺皆居鬲上肺所居之處為胸中包絡所居之處為膻中膻中者心主包絡在其中矣前以候前後以候後前者關之前也候前者候形身之前也後者關之後也候後者候形身之後也上竟上者胸喉中事也下竟下者少腹腰股膝脛足中事也竟盡也言上而盡於上在脈則盡於魚際在體則應乎胸喉也下而盡於下在脈則盡於尺部在體則應乎少腹腰股膝足也推而外之內而不外有心腹積也推者察也求也凡診脈必先推求於外若但見沉脈而無浮脈是有內而無外矣故知其病心腹之有積也推而內之外而不內身有熱也推求於內浮而不沉則病在外而非

内矣惟表有邪故身有熱也推而上之上而不下腰足清也清者冷也推求於上部上部脈強盛下部脈虛弱此上盛下虛故腰足冷也推而下之下而不上頭項痛也推求於下部下部有力上部無力此清陽不能上升故頭項痛或陽虛而陰湊之亦頭項痛也按之至骨脈氣少者腰脊痛而身有痺也按之至骨腎肝之分也脈氣少者言無力也腎陽虛故腰脊痛肝血虧故身有痺也

内外二字訛傳已久今得此訂正以復内經之真於是臟腑有定位内外有定候澤被生民至無窮矣彼七表八裏九道之紛紜未足與議也如難經所云三部者寸關尺九候者浮中沉亦誤矣蓋内經三部九候論論身之動脈不可以論寸關尺惟尺部有大腸小腸之中以浮沉論亦不可以概寸關而關部有膈

膜之中以前後論又不可言浮沉且所謂中者以候有形之臟腑若以臟腑之間為中即可左尺言之小腸之上膀胱之下中也小腸之下腎之上亦中也則尺部之候有五歧途不愈多乎

部位關説

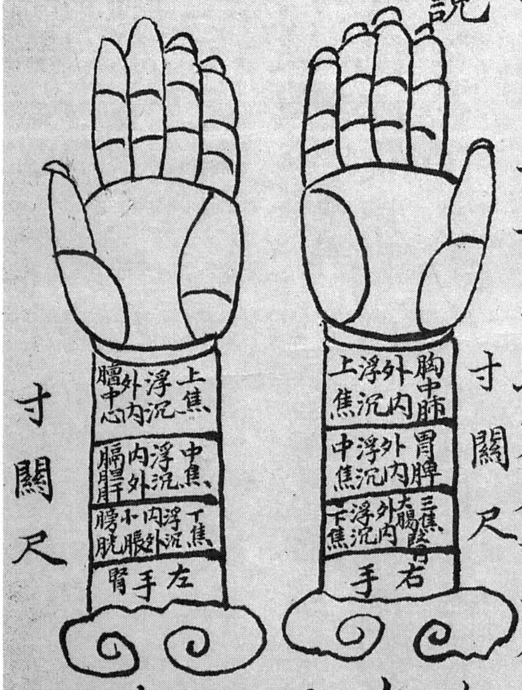

右寸肺胸左寸心膻
右關脾胃左肝膈膽
三部三焦兩尺兩腎
小腸膀胱左尺認證
大腸三焦右尺審定

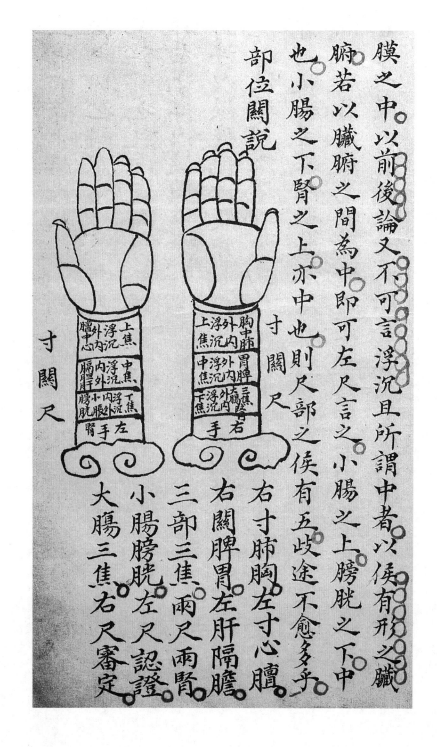

上中下者寸關尺之部位也內外者浮沉之部位也掌後高骨為關中部也關前為寸上部也關後為尺下部也皮膚取而得之謂之浮外也肌肉取而得之謂之沉內也右寸浮以候胸中沉以候肺左寸浮以候膻中即心主包絡沉以候心右關浮以候胃沉以候脾左關浮以候膽沉以候肝左尺浮以候膀胱洪大是膀胱中以候小腸脈圖是小腸沉以候腎右尺浮以候三焦洪大是三焦中以候大腸脈直是大腸沉以候腎腎有兩枚均司水火而無水火之別故兩尺俱以候腎經曰腎合三焦膀胱蓋膀胱為腎之水府三焦為腎之火府故左尺以候膀胱右尺以候三焦三焦之氣生於腎從下而上分隸於胸膈腹而候

於右尺者乃其所居之定位而又候於上中下三部者乃其游行之部署也是以寸候胸中主上焦也關候膈中主中焦也尺候腹中主下焦也若夫膈膜之脈亦有診焉內因不在臓外亦不在經所謂半表半裏似也非是也時行瘟疫之邪氣不由皮毛而入故不在經臓其邪之入也自口鼻而入於膜原伏於脊背之前腸胃之後經所謂橫連膜原治之以膻膜原故其脈或在左關或在右關其名曰動其象如豆大上下無頭尾其動數而不移即厥厥動搖之動此膈膜有病之診也然診脈之法貴於圓通肺與大腸為表裏心與小腸為表裏則尺寸可以互相應證包絡與三焦為表裏則左

寸右尺可以互相印證肺與膀胱同主腠理則右寸左尺亦可以互相印證夫麻黄為肺家喘藥而仲景用以解太陽之邪硝黄為腸胃主藥而局方用以瀉心經之火即此乃知可以印證也而治法亦於此可推矣如浮主皮膚之病中主肌肉之病沉主筋骨之病此雖不以臟腑之部位言實浮中沉之確義診家之切要者曷可忽乎哉

陳修園分配臟腑折衷説

内經分配臟腑

左寸 心膻中　左關 肝膈　左尺 腎腹中

右寸 肺胸中　右關 脾胃　右尺 腎腹中

王叔和分配臟腑

左寸 心小腸　左關 肝膽　左尺 腎膀胱

右寸 肺大腸　右關 脾胃　右尺 命門三焦

李瀕湖分配臟腑

左寸 心膻中　左關 肝膽　左尺 腎膀胱小腸

右寸肺胸中　右關脾胃　右尺腎大腸

張景岳分配臟腑

左寸心膻中　左關肝膽　左尺腎膀胱大腸

右寸肺胸中　右關脾胃　右尺腎小腸

寸關尺分診三焦

寸宗氣出於上焦寸脈以候之　關營氣出於中焦關脈以候之　尺衛氣出於下焦尺脈以候之

陳脩園曰大小二腸經無明訓其實尺裏以候腹腹者大小腸與膀胱俱在其中王叔和以大小二腸配於兩寸取心肺與二腸相表裏之義也李瀕湖以小腸配於左尺大腸配於右尺上下分屬

之義也張景岳以大腸宜配於左尺取金水相從之義小腸宜配於右尺取火歸火位之義也俱皆近理當以病證相參如大便秘結右尺宜實今右尺反虛左尺反實便知金水同病也小便熱淋左尺宜數今左尺如常而右尺反數便知相火熾盛也或兩尺如常而脈應兩寸者便知心移熱於小腸肺移熱於大腸也一家之說俱不可泥如此況右腎屬火即云命門亦何不可三焦鼎峙兩腎之間以應地運之右轉即借診於右尺亦何不可乎

四通八達活潑潑地從前疑障一掃而空吾師乎　繼軒

人迎氣口

内經曰氣口何以獨為五臟主曰胃者水穀之海六腑之大源也是以五臟六腑之氣味皆出於胃變見於氣口故曰氣口緊盛傷於食人迎緊盛傷於風人迎者肝膽脉也肝膽主風氣口者脾胃脉也脾胃主食人迎氣口乃左右關部之前一分關脉一部分為三分關前一分仍在關上但在前之一分耳若夫脉口者兩寸之口以候經絡之氣者也按此説倡自王叔和大成脉訣闢之而後世諸家宗之雖與内經以足陽明胃經頸上之動脉為人迎手太陰肺經係兩手寸口高骨之動脉為氣口相悖而内傷外感左右分診頗覺清晰

可據況頸上難以施診變通未為不可故復補採此説並將歌訣附後繼軒存条

營衛脈象

平脈篇曰衛氣盛名曰高高者長盛也脈隨指有力上來衛氣盛也營氣盛名曰章章者分明也脈隨指有力下去營氣盛也高章相搏名曰綱綱者營衛俱有餘有揔攬之意衛氣弱名曰惵惵音堞惵者恍惚也脈隨指無力上來衛氣弱也營氣弱名曰卑卑者縮下也脈隨指無力下去營氣弱也惵卑相搏名曰損損者營衛俱不足有消縮之意也衛氣和名曰緩營氣和名曰遲遲緩相搏名曰强緩以候胃遲以候脾遲緩相搏言合一也緩則陽氣長遲則陰氣盛陰陽相抱營衛俱行剛柔相得名曰强也陽氣長者言胃氣有餘也陰氣盛者言脾氣充足也

陰陽相抱言合治也營衛俱行言周流也剛柔相得言二氣和平也此皆由脾胃盈餘之氣所致也如此則其人之健旺而强壯可知故曰强也

營衛脈證

陽脈浮而無力濡脈也陰脈沉而無力弱脈也其脈弱者營氣微也營微則血虛證則發熱筋急其脈濡者衛氣衰也衛衰則氣虛證則惡寒汗出此以浮沉濡弱候營衛不足之診法也

金鑑曰營衛二者皆胃中後天之穀氣所生其氣之清者為營濁者為衛衛即氣中之慓悍者也營即血中之精粹者也以其定位之體而言則曰氣血以其流行之用而言則曰營衛

三焦脈證

内經曰營行脈中衛行脈外三焦必仰賴營衛之氣乃能行於腠理故言三焦必兼營衛而其脈亦與營衛同辨六脈浮沉俱緊則邪中上下二焦霧露之邪中於上焦則脈浮緊其證發熱頭疼項强頸攣腰疼脛酸寒邪中於下焦則脈沉緊其證陰氣為慄足脛逆冷便溺妄出三焦相溷内外不通上焦不治口爛蝕齗中焦不治血凝自下壯如豚肝下焦不闔裏急墜痛圊便數窘命將難全也六脈弱而遲則中焦病矣弱則陽微遲則脾中寒其證心内飢饑而虚滿不能食中焦者脾胃主之胃主納穀脾主化穀陽微中

寒脾胃俱病故心内雖饑饑而虛滿不能食也六脈弱而緩緩以候胃緩為胃氣有餘之象其證噫而吞酸食卒不下氣填於膈上胃强脾弱故能食不能消也胃有宿食則鬱而生熱故吞酸而噫食卒不下則熱氣脹悶於膈上也六脈微而緩則三焦絕經其證名曰血崩微則衛氣疎緩則胃氣實衛疎則表空虛胃實則營氣盛營愈盛而衛愈疎血愈多而氣愈少氣不能制血血不能歸經故血妄行而崩也六脈微而濇則三焦無所仰賴不得歸其部微則衛氣不行濇則營氣不逮營衛不能相將而行則三焦無所仰賴其證身體痺不仁衛不足則惡寒數欠營不足則身煩疼痛口

難語言濁氣不降則噫氣而吞酸上焦不歸也升降失職則不能消穀引食中焦不歸也清氣不升則不能約束而遺溺下焦不歸也衛氣衰面色黄營氣衰面色青三焦不足之色也

診家四要

脈貴通神

脈者血氣之神邪正之鑑也有諸中必形諸外故血氣盛者脈必盛血氣衰者脈必衰無病者脈必正有病者脈必乖矧人之疾病無過表裏寒熱虛實只此六字業已盡之然六者之中又惟虛實二字為最要蓋凡以表證裏證寒證熱證無不皆有虛實既能知

表裏寒熱，而復能以虛實二字決之，則千病萬病可以一貫矣。且治病之法無踰攻補，用攻用補無踰虛實，欲察虛實無踰脈息。雖脈有二十四名，主病各異，然一脈能兼諸病，一病亦能兼諸脈，其中隱微大有玄秘，正以諸脈中亦皆有虛實之變耳。着眼此兩句，真參實悟，便知指點玄秘之功，其於神也，殆庶幾乎。言脈至此，有神存矣。倘不知要而泛求跡，則毫釐千里，必多秘誤。景岳先生特表此義，有如洪濤巨浪中，則在乎牢執柁幹；而病值危難處，則在乎專辨虛實。虛實得真，則標本陰陽萬無一失。其或脈有疑似，又必兼證兼理，以察其孰客孰主，孰緩孰急，能知本末先後，是即神之至矣。

附脈之真際在沉候久候證既不足憑當取之脈理脈理又不足憑當取之沉候久候彼假證之發現皆在表也故浮取脈而脈亦假焉真證之隱伏者皆在裏也故沉取脈而脈可辨耳且脈之實者始終不變脈之虛者乍大乍小

脈先精緩 删潤三指禪脈訣

不浮不沉恰在中間不遲不數正好四至欣欣然悠悠然洋洋然從容柔順圓淨分明難以名狀者名為緩脈訣以緩為極平脈二十六脈為病脈定之以中而浮沉朗若觀火凡浮無力濡沉無力弱浮極有力曰革沉極有力曰牢三部無力細小

欲絶曰微三部無力渙漫不收曰散惟中無力曰芤推筋着骨曰伏皆從部位之輕重而得名者也以四至為權度凡三至為遲主寒六至為數主熱遲時一止為結主寒凝數時一止為促主熱鬱一息七至為疾主陽盛陰竭止中止至數不乘為代皆從鼻息呼吸之至數各異而得名者也脈之應指從容柔順圓淨分明不剛不柔謂之和緩若浮中沈皆無力是過於柔其名曰虛浮中沈皆有力是過於剛其名曰實凡如珠流利曰滑蹇滯艱難曰濇端直且勁曰弦勁如轉索引繩曰緊來盛去衰曰洪如豆搖動曰動長則過過於本位短則縮縮不及本位皆以形狀之相殊而得名者也定清緩脈方可定諸病脈精熟緩脈即可知諸病脈脈之有緩猶權度之有定盤星也凡我同

人留心醫學須將緩字口誦之心維之手摩之反覆而玩味之即持緩字融會貫通二十七脈之理於一心臨時下手診脈仍提緩字為權度審部位定至數辨形狀緩歸指上則全身脈證瞬息間

盡歸三指之下得於手應於心矣所謂有胃氣者此脈所謂有神者亦此脈

方書以有力訓有神豈知有神正不定在有力而有力未必遂為有神精熟緩字自能知所别裁

按力字只說得氣血上事終是說神不得無已只得形之曰動而無動靜而無靜乃沖和健順之謂也 孕真子

緩字詩一首

四至調和百脈通渾涵元氣此身中消融宿疾千般苦保合先天一點紅露顆圓勻宜夜月柳條搖曳趁春風欲求極好為權度緩

字醫家第一功

但緩脈有五主病

噎膈反胃脈緩怪病老痰脈緩頭風脈緩痿證脈緩太陽中風脈緩

緩脈又有三不治

肌肉大脫九候雖調猶死脈雖緩不治

病到喘促脈忽還元脈雖緩不治

全受而體無虧全歸而脈不變脈雖緩不治

緩為胃氣不主於病取其兼見方可斷證和緩之緩主正復 怠緩之緩主中濕

脈斷在獨

脈義之見於諸家者六經有序也藏象有位也三部九候有則也昭然若此非不既詳且備矣及臨證用之猶如望洋莫測其孰為

要津令日熟察其故乃知多惑患在不得其獨耳茲姑以部位言之審之寸則似病在心肺也審之關則似乎病在肝脾也審之尺又似乎病在兩腎也既無無脈之部又無無病之脈而病果安在哉孰是孰非此難言也再察其病情則有如頭痛者一證耳病本在上兩寸其應也若以經藏言之則少陽陽明頭痛不應在兩關乎太陽之痛不應在左尺乎上下條分此難言也又如淋遺一證耳病本在下尺中所主也若氣有不攝病在右寸矣神有不固病在左寸矣源流無辨此難言也諸如此類百病皆然使必欲以部位言則上下相關有不可泥也使必欲以經藏言則承制相移有

不可執也言難盡意繪難盡神無弗然矣是可見諸家之所臚列
者亦不過描摸影響言此失彼而十不得一第覺其愈多愈繁愈
繁愈失而迷津愈甚矣故善為脈者貴在察神不在察形察形者
形千形萬不得其要察神者惟一惟精獨見其真也獨之為義有
部位之獨也有藏氣之獨也有脈體之獨也部位之獨者謂諸部
無恙惟此稍乖乖處藏奸此其獨也藏氣之獨者不得以部位為
拘也如諸見洪者皆是心脈諸見弦者皆是肝脈肺之浮腎之石
即沈字脾之緩五臟之中各有五脈五脈互見獨乖者病乖而强者
即本臟之有餘乖而弱者即本臟之不足此藏氣之獨也脈體之

獨者如經所云獨小者病獨大者病獨疾者病獨遲者病獨熱者病獨寒者病獨陷下者病此脈體之獨也總此三者獨義見矣夫既謂之獨何以有三而不知三者之獨亦總歸於獨小獨大獨疾獨遲獨熱獨寒獨陷下者之類但得其一而即見病之本矣故經曰得一之精以知死生又曰知其要者一言而終不知其要則流散無窮此之謂也

按古七診於兩頷兩手兩足十二經之動脈及皮肉穴道之間察此七者而診之曰寒曰熱謂以手捫之異於他處也陷下者皮肉成坑而露骨也今只於兩手寸關尺求之既言獨疾則熱

獨遲則寒矣而又言獨寒獨熱者何也此必於陰部得沈微濇遲之脉故又言寒也於陽部見洪實滑數之脉故又言獨熱也陷下者沈伏而不起也然而形肉脱者必死

一脉止斷一病甚易統各所兼以斷一病甚難惟在心靈手敏既知一脉之陰陽又知衆脉之陰陽分散於一脉之中擇其脉之最重與脉兼見之多乘其機而早決之則得矣 黄宫繡

脉確診四 以上三則俱採景岳全書

凡診病之法固莫妙於脉然有病脉相符者有脉病相左者此中大有玄理故凡值疑似難明處必須用四診之法詳問其病由兼

辨其聲色，但審於本末先後中正之理，斯得其真。若不察此而但謂一診可憑，信手亂治，亦豈知脉證最多真假，見有不確，安能無誤？且常診者知之猶易，初診者决之甚難，此四診之所以不可忽也。故難經以切居四診之末，其義深矣。陶節菴曰：問病以知其外，察脉以知其內，全在活法二字，乃臨證切脉之要訣也。此義汪石山言之最詳，見景岳全書脉訣卷後。

附杜執病困醫之弊採齊氏醫案

醫以浮沉遲數等脉分别病之表裏寒熱虛實，非以某脉專主某病，亦非以某病必無某脉。經云：陽病得陰脉者死，陰病得陽脉者生是陰病有陽脈陽病有陰脈也又中風之脈浮遲者吉大數者危是中風有浮遲亦有大數也吐衄之脈洪大者危沈小者吉是吐衄有洪大亦有沈小也凡患病者必先將病之始末細說與醫以脈證病了然無疑則藥無不效也今多有自隱病因以脈用醫令其猜病偶合則稱為神手不合則薄為庸才不服其藥是以明醫反不見信良可慨也彼不知古人治病未有外望聞問三法而獨以切脈神其治者東坡先生云吾求愈病而已豈以困醫為事哉且人生平有六陽脈者有六陰脈者有左右偏盛者有反關脈者凡有疾病難以合診又飢飽房勞驚醉之後脈難作準又寒熱

之病寒時則脈衰熱時則脈盛不可不辨已上數端醫者臨證時以望色聞聲問因審之庶可以得病情而手到春生矣

診法三竅

診陰臟人脈竅 節删黄氏醫案

腎屬水惡燥而喜潤若腎不燥而脈不洪不數不實則腎已見無火而心肝兩脈平穩火何自來再進而問證見不思食兼有飽噯則脾濕可見否則即是虛陽上越縱診脾肺與命之脈擊手皆是寒濕與痰挾氣而動不得謂此屬火故一診肝腎脈軟及見脾脈墩阜滑大即知是屬陰寒

診陽臟人脈竅

脾為足太陰濕土雖惡濕而脈應濡若一診脾脈而見洪數異常與肺命二脈俱同是其火脈已見再進而問其證有善饑飲冷寬煩易怒即診左之三部而遲濇不堪與諸右脈大相懸絶只是火熱閉極而血不通活之謂究竟終屬陽熱

診平臟人脈竅

平者水火平見之謂也內外有所感動各就其性之近者而先侮焉濕勝則必先侮於脾燥盛則必先侮於肝又濕進則必侮肺燥盛則必侮心大約脾濕之脈自必軟滑肝燥之脈自必弦數彼此

並見與病陰臟陽臟脉證大不相同用藥須善為調停

左右診法

凡診脈先將左右一分左手三部作一家觀之右手三部亦作一家觀之左手主陽主表却乃精血之司右手主陰主裏却乃氣液之府氣即是火精血俱是水兩手孰盛孰衰已知水火氣血内外孰虧孰盈春夏宜左手微盛秋冬宜右手微盛男子左大為宜女人右大為宜反者以病論之

陳修園曰心主脈肝主血血脈生於水精是以左手三部俱主血肺主周身之氣脾主元真之氣氣生於火是以右手三部皆主氣

此皆陰陽互換之妙善診者不可不知

鬼真君曰脈宜分觀以別虛實然又有合寸關尺以分虛實者大約左之寸關尺齊旺者乃外感居多右之寸關尺齊旺者內傷居多非單左寸旺為外感右寸旺為傷也

凡外邪之來陽邪從陽類先病乎氣如風火熱之類及病在外者故左手先盛病在於陽勿犯其陰急暢其氣散之和之則已遲則陽與陰爭氣戰水而水病矣故左手漸衰右手漸盛外邪入內左手主血陽轉為陰之證也陰邪從陰類先病乎水如寒濕之類及病在內者故右手先盛病在於陰勿伐其陽急調其水導之宣之

即已否則陰乘乎陽水搏氣而氣病矣故右手漸衰左手漸盛內邪外淫右手主氣陰轉為陽之證也
鬼真君曰胃旺而脤愈微胃衰而脤愈盛故右關太旺反是胃氣之虛也然而右關之旺又由於左關之旺也左關旺而右關不能衰此木來尅土之象又不可不知也

附女人專診左關法

鬼真君曰婦人之病最難治者以其性情多鬱耳鬱則氣血即不流通經輒閉塞而左關隨現濇脤矣故看婦人之脤貴切肝脤辨其濇與不濇是第一秘法雖各經皆有濇脤而左關不濇其鬱未

甚也

採脈訣闡微

尺寸診法

凡診脈既分左右，次以中指扣定關位，平分尺寸觀之。從關後至尺為陰位，關前至寸為陽位，兩手同然。尺寸兩分，以尺為根，根脫者死。其陽位盛者為陽實，陰虛病多上盛，多熱多火；其陰位盛者為陰盛陽虛，病多下墜，多寒多濕。若春夏寸盛，秋冬尺盛，男子寸盛，女人尺盛，此皆應得平脈，不為病也。

凡陰脈不足，陽往乘之，陽脈不足，陰往乘之。如寸脈微，名曰陽不足，陰氣上乘入於陽中，則灑淅惡寒；尺脈弱，名曰陰不足，陽氣下陷於陰中則發熱此內傷不足陰陽相乘有休止之惡寒發熱也若脈緊無汗灑淅惡寒發熱者是傷寒也脈緩有汗灑淅惡寒發熱者是中風也皆外有餘風寒中傷營衛無休止之惡寒發熱也寸脈浮大陽也又兼疾脈此陽中之陽也名曰重陽尺脈沈細陰也又兼遲脈此陰中之陰也名曰重陰上部重陽下部重陰陽亢陰隔癲狂乃成經曰重陰者癲重陽者狂

陰陽之理彼此互根陽位於上而根於下陰位於下而根於上陽盛者下侵陰位而見沈數不可以為陰旺陰盛者上侵陽位而見浮數不可以為陽旺是當參伍而盡變也

兩寸須同主氣而右寸又為水之源蓋氣中生水從此而起兩尺須同主水而右尺又為氣之源蓋水中生氣從此而起兩寸俱盛者水不足也兩尺俱盛者氣不足也水不足則氣浮補水而後可攝氣歸源氣不足則水滯補氣而後能載水周布其或水不足而氣太盛者補水不應先為降泄其氣可也氣不足而水太盛者補氣不應先為疏導其水可也此治有餘之法也若純乎不足者補水也而兼於右寸氣中尋水之源清涼補氣之藥是也補氣矣而兼於右尺水中尋氣之源溫煖蒸水之藥是也此治不足之法也男子尺脈虛數而寸沈微者為癆女子寸脈虛數而尺脈沈微者

為癆採脈訣規正（下同）

男子以陽為主兩寸之脈常旺於尺若寸弱尺盛者腎不足也腎不足則火盛遺精淋濁陰虛發熱咳嗽等證作矣女人以陰為主兩尺之脈常旺於寸若尺弱寸盛者上焦有餘也上有餘下則虧衝任不調月事不準崩帶等證作矣故不足固病有餘亦病過猶不及也

寸口脈浮大而疾者名曰陽中之陽病苦煩滿身熱頭疼腹中熱疼○寸口脈細者名曰陽中之陰病苦悲傷不樂惡聞人聲少氣時出汗陰氣不通臂不能舉○尺脈沉細者名曰陰中之陰病苦兩脛酸疼不能久立陰氣衰小便餘瀝陰下濕癢○尺脈滑而浮大者名曰陰中之陽病苦小腹疼滿不能溺溺即陰中疼大便亦然○尺脈牢而長關上無有此為陰干陽其人苦兩脛重少腹引腰疼○寸口脈壯大尺中無有此為陽干陰其人苦腰背疼陰中傷足脛寒○尺寸俱沈但有關上脈苦寒心下疼○

尺寸俱沉關上無有者若心下喘○尺寸俱數有熱俱遲有寒○尺寸俱微厥血氣不足其人少氣○尺寸俱濡弱發熱惡寒汗出一云內蘊熱手足逆冷汗出

兩尺診法

欲察下部之陽者當總在右尺欲察下部之陰者當總在左尺男脈尺藏有德有壽有福祿若浮洪而短其禍有不可勝言者主多疾不壽女脈尺盛雅秀宜男若隱伏而微其禍又不可勝言者主無子多悍 採三指禪

男子左尺旺實非佳兆女子左尺旺此陰血有餘轉是佳祥易於受胎也

求嗣之脈專責於尺右尺偏旺火動好色左尺偏旺陰虛非福惟沈滑匀易爲生息微濇精清兼遲冷極若見微濡入房無力女不好生亦尺脈濇

兩尺沈滑者不宜妄用藥餌反燥精血若火旺者降火陰虛者補陰兩尺俱微者陰陽俱補精冷者宜温中壯陽精清者宜補脾補精精射無力入子宮者宜補氣女人尺脈微濇者絶産

輕重診法

難經五難初持脈如三菽之重與皮毛相得者肺部也如六菽之重與血脈相得者心部也如九菽之重與肌肉相得者脾部也如

十二菽之重與筋平者肝部也按之至骨舉指來疾者腎部也六部之脈以輕重取之可證五臟之病 採黄氏八種

滑伯仁曰診脈之法有三曰舉曰按曰尋輕手循之曰舉重手取之曰按不輕不重委曲求之曰尋初診脈輕手候之脈見皮膚之間者陽也府也重手得之脈見於肉下者陰也藏也不輕不重取之其脈應於肌肉之間者陰陽相適中和之應也若委曲尋之而若隱若見則陰陽伏匿之脈也

常變診法

平人病人之脈皆有常變平人之脈有清濁者有滑濇者有浮沉

者有盛衰者有緩急者此禀氣然也有純陰之脈兩手清微如無脈者有純陽而洪大者皆貴脈也病人之脈有倏緩倏疾乍進乍退病去脈去病來脈來病減脈減病增脈增病變脈變之不同凡診脈者必先識平脈然後能識病脈先識常脈而後可以察變脈

脾脈者土也孤藏以灌四傍者也脾屬土土為萬物之母故運行水穀化津液以灌溉於肝心肺腎之四藏者也土無定位分王四季故稱為孤藏善者不得見惡者可見脾無病則灌溉周而四藏安不知脾力之何有故善者不可得見脾病則四藏亦隨而病故惡候見矣

病有六變諸急者多寒急者弦緊之謂脈浮而緊者名曰弦也緊則為寒緊則陰氣勝故凡緊急之脈多風寒而氣化從乎肝也緩者多熱緩者縱緩之狀非遲緩之謂緩則陽氣長胃氣有餘故凡縱緩之脈多中熱而氣化從乎

脾胃大者多氣少血大為陽有餘陽盛則陰衰故多氣少血若脈浮大者氣實血虛也故脈之大者多浮陽而也氣化從手心也小者血氣皆少小者近於微細在陽為陽虛在陰為陰弱脈體屬陰而氣化從手腎也滑者陽氣盛微有熱滑脈為陽氣血實也故為陽氣盛而微有熱滑者胃氣實脈弱以滑是有胃氣故滑脈從手胃也濇者多血少氣微有寒濇為氣滯為血少血既虛則陽氣不足故微有寒也曰多血者言虛於血分為多故令氣亦虛少雖有寒而不甚也濇脈近毛故氣化從手肺也

形氣診法

內經曰形氣相得者生參伍不調者病形氣脈細少氣不足以息者形瘦脈大胸中多氣者皆危也夫逐脈審察者一定之矩也隨人變通者圓機之士也肥盛之人氣居於表六脈常帶浮洪多痰

多氣虛瘦小之人氣歛於中六脈常帶沈數多火多血虛方有執曰肥人脈沈者肌膚厚其脈深也當求其病於浮瘦人脈浮者肌膚薄其脈淺也當求其病於沈性急之人五至方為平脈性緩之人四至便作熱看北人多實南人多弱酒後之脈常數飯後之脈常洪遠行必疾久饑必虛室女常濡嬰兒常數其可不察乎

老弱之人脈宜緩弱若過旺者病也少壯之人脈宜充實若過弱者病也然老人脈旺而非躁者此天稟之厚引年之叟名曰壽脈若脈躁疾有表無裏則為孤陽非吉脈也壯者脈細而和緩三部同等此天稟之靜清逸之士名曰陰脈若細小勁直前後不等非吉

脉也。

臟腑診法

五臟爲陰，六腑爲陽，陰陽既殊，脉象攸分。肝脉弦，心脉洪，脾脉緩，肺脉濇，腎脉沈。其甚者爲臟，其微者爲腑。難經：心脉急甚者，肝邪干心也；微急者，膽邪干心也。心脉太甚者，心邪自干心也；微大者，小腸邪自干小腸也。心脉緩甚者，脾邪干心也；心脉微緩者，胃邪干小腸也。心脉濇甚者，肺邪干心也；微濇者，大腸邪干小腸也。心脉沈甚者，腎邪干心也；微沈者，膀胱邪干小腸也。其他藏府依此類推。甚者沈而得之，微者浮而得之。大抵府脉浮數，藏脉沈遲。仲聖脈法浮為在表沈為在裏數為在府遲為在藏是也蓋陽外陰內一定之理府氣內交藏氣外濟則陰陽和而脈息調府病則氣不內交是以但浮而不沈藏病則氣不外濟是以但沈而不浮也按金鑑以浮脈候府沈脈候藏仲聖以數為在府遲為在藏黄元御以為府脈浮數藏脈沈遲藏府之脈象固已彰明較著矣而孕真子又以躁者屬府静者屬藏如弦而躁屬膽弦而静屬肝五藏可以類推意本仲聖而静字較遲字易於捉摸即部位之浮沈當遵金鑑亦不必過於拘泥似尤得法外之法繼軒存叅

五藏之脈各有所屬究之候脈分而不分不分而分則得訣矣但

得弦脈即屬肝木非謂獨候左關但得浮洪即屬心火不必定拘左寸但得短濇即屬肺金不必定拘右寸但得沈細即屬腎水不必定拘左尺但得和緩即屬脾土不必定拘右關五藏之脈分五藏之部不必拘分也

時令診法

內經春弦其氣來耎弱輕虛而滑端直以長夏鉤其氣來盛去衰秋浮其氣來輕虛以浮來急去散冬營其氣來沈以搏反者皆病天地之氣生長於春夏收藏於秋冬人與天地同氣也陽氣生長則脈浮升陰氣收藏則脈沈降是以春之脈升夏之脈浮秋之脈

降冬之脈沈寸脈本浮而一交秋冬則見沈意尺脈本沈而一交春夏則見浮機此氣化一定毫髮不爽也仲景脈法春弦秋浮冬沈夏洪弦者浮升之象洪者浮之極也浮者金氣方收微有降意而未能遽沈大約春脈沈而微浮夏則全浮秋脈浮而微沈冬則全沈仲景脈法原與內經相同耳黃氏八種

何以知春得病無肝脈也無心脈夏得病無肺脈秋得病無腎脈冬得病無脾脈四季之月得病

惟胃氣屬土其脈從容和緩散布於弦洪毛石以默運於春夏秋冬渾淪元氣流暢貫通生生不已平孰甚焉蓋平者和也所以和

其脉使無急躁也平者準也所以準其脉使無偏勝也以緩平之而後四時之脉得其平耳夫緩即胃氣原禀天生地成與諸脉互相主輔而不可須臾離焉者經云春弦夏洪秋毛冬石皆以胃氣為本誠診家之大宗也 三指禪

四時生尅脉訣

春得秋脉定知死死在庚申辛酉裏夏得冬脉亦如然還與壬癸為期爾嚴冬診得四季脉戊巳辰戌是其危秋得夏脉亦同前為緣丙丁相刑尅季月季夏得春脉尅在甲寅病應極直逢乙卯亦非良此是五行相鬼賊

以上皆五行相尅之理。然臨病之時。又在觀形色。察症候。看脈中有胃氣無胃氣。以斷吉凶也。

四時虛實脈訣

春得冬脈只為虛、更宜補腎病自除。若得夏脈緣心實、還應瀉子自無虞。夏秋冬脈皆如是。其間生尅細推之。所勝為微、不勝賊在前為實、在後虛。春中若得四季脈。不治多應病自除。以上規正、

春夏而脈沈、濇。秋冬而脈浮、大。亦為逆四時也。

平人診法

平人者。不病之脈也。如四時平脈。五藏平脈之類是也。人病則脈

不得其平矣如四時太過不及五藏六府病脈凶脈真脈之類是也誠能以平脈準諸不平之脈則凡病之太過不及莫不了然心手之間於是六淫七情表裏虛實可以推而準之也

滑伯仁曰三部之内大小浮沈遲數同等尺寸陰陽高下相符男女左右强弱相應四時之脈不相戾命曰平人

五運六氣不應脈診法

謂脈之沈細不應手指也甚則伏不可見第覆病者之手而診則見天和之脈不必治之又一説諸脈不應者非不應指不應病也譬如得此病不宜見此脈或宜見此脈皆不應驗

子午年	南政兩寸不應	北政兩尺不應
丑未年	南政左寸不應	北政右尺不應
寅申年	南政左尺不應	北政右寸不應
卯酉年	南政兩尺不應	北政兩寸不應
辰戌年	南政右尺不應	北政左寸不應
巳亥年	南政右寸不應	北政左尺不應

甲巳二年。為土運。為南政。乙丙丁戊庚辛壬癸八年。為北政。

少陰司天在泉。隨所在而不應故也。

診脈有神無神秘法

陳遠公曰看脈須看有神無神實是秘訣而有神無神何以別之無論浮沈遲數滑濇大小之各脈按指之下若有條理先後秩然不亂者此有神之至也若按指而充然有力者有神之次也其餘按指而微微鼓動者亦謂有神倘按之而散亂者或有或無者或來有力而去無力者或輕按有而重按絕無者或時而續時而斷者或欲續而不能或欲接而不得或沈細之中倏有依稀之狀或洪大之內忽有飄渺之形皆是無神之脈脈至無神即為可畏當用大補之劑急救之倘因循等待必變為死脈而後救之晚矣

診病進退吉凶秘法

若欲察病之進退吉凶者，但當以胃氣為主。察之之法：無論浮沈遲數，雖值諸病疊見，而惟以邪脈中得兼耎滑徐和之象者，便是五臟俱有胃氣，病必無害也。如今日尚和緩，明日更弦急，知邪氣之愈進，邪愈進則病愈甚矣。今日甚弦急，明日稍和緩，知胃氣之漸至，胃氣至則病漸輕矣。即如頃刻之間，初急後緩者，胃氣之來也；初緩後急者，胃氣之去也。此察邪正進退吉凶之法。若脈見弦急，失其和緩，為土敗木賊，大非佳兆。弦急之微者，尚可救療；弦急之甚者，胃氣其窮矣。

新增脈要簡便易知（繼軒增訂）

浮則氣升（有力主風，無力主虛）	浮	如水漂木（輕舉有餘，重按不足）	主表實	亦主裏實（實／虛）
沈為陰寒（有力主積，無力主氣）	沈	重按乃得（在筋骨間）	主裏實	亦主裏虛
數則為熱（有力主熱主燥，無力主虛主瘡）	數	一息六至	主實熱	亦主虛寒
遲為困乏（有力主痛，無力主冷）	遲	一息三至	主虛寒	亦主實熱
長為正氣之和（主素稟盛）	長	指下迢迢（過於本位）（上至魚際，下至尺澤）	主氣治	亦主陽盛陰虛
短是邪氣之魁（主素稟衰）	短	兩頭縮縮（不及本位）（寸不通魚際，尺不通尺澤）	主氣損	亦主中窒
大為血乾	大	應指滿溢（長而無力）	主邪盛	亦主正虛
小者氣衰	小	三部皆小（指下顯然）	主氣虛	亦主内實

須究明所以然之故，方知其中自有精義妙理，並非一口兩舌，漫無把握。詳見下卷八綱脈論並景岳真辨中。蓋一脈之内，各有虛實邪正，若不以望聞問三者合之，徒執按法以診活病，則固矣。不然，浮表沈裏、遲寒數熱，不易之明訓也，何至立異哉。

繼軒存參

洪為火旺

微則為冷 微為陽弱 細陰弱

實主諸實

虛主諸虛

緊為寒邪諸痛

緩主風濕脾虛

濡陽虛病 主胃氣不充

弱陰虛疾 陽陥入陰 精血弱

芤為營傷挾瘀

洪　來盛去悠 既大且數

微　按之糢糊 若有若無 欲絶非絶

實　舉指逼逼 浮中沈三候有力

虛　豁然耎大 浮中沈三候無力

緊　勁急彈手 彈如轉索

緩　來去和緩 四至

濡　如絮浮水 輕手乍來 重手乍去 浮見衛衰

弱　極耎而沈 按之乃得 舉手無有 沈見營弱

芤 草名　絶類慈葱 浮沈皆有 中取減小

主熱極　亦主內虛

主陰陽氣絶　亦主邪閉 男為勞極諸虛候 女作崩中帶下醫

主熱實　亦主寒實

主氣血空虛

主寒閉　亦主表虛

主無病　亦主實熱虛寒

主氣衰　亦主外濕

主氣虛　亦分陰陽 尺寸關 胃氣

主血虛　亦主失血 芤脉者乃指按處伏而不起而指之上下不按處仍起而不伏也不定是浮沈有而中候無

弦則為風 春令非病主肝 邪為飲為痛
滑為氣壅
濇為血滞
動主痛驚 陽動汗出 陰動發熱
伏病隱陰
促為正氣之耗
結為邪氣之搏 浮結為聚 伏結為積
革為正氣之脱
牢為陰寒之積

弦 端直而長 狀如弓弦 按之不移
滑 往来流利 數見
濇 往来艱滞 遲見
動 兩關滑數如豆 厥厥 搖動
伏 着骨始得 較沈 更甚
促 數時一止 止無 定數
結 遲時一止 止無 定數
革 浮取强直 按之中空
牢 沈取强直搏指 沈伏 之間

主 木盛 土衰 亦看兼脈
主痰飲 亦主氣虛不統
主血虛 亦主 寒濕 熱閉
主陰陽相搏 將有變 動之機
主邪閉 亦分痰火寒氣 新則只屬暴閉可以疏通 久則恐其綿延防其漸脱
主陽邪内陷 亦主氣血痰 飲食滞五因
主 氣 血 漸衰 亦主邪結 氣鬱血 壅痰滞
主精血虛損 亦主陰陽不交
主寒實 失血陰虛忌見 疝癩癥瘕無妨

疾者奪精離經
細者血損勞傷
代為臟氣之衰
散為脱離之候 兼浮或代大忌
以下奇經八脉

疾 一息七八至 主陽亢 亦主陽浮 壞脉也傷寒熱盛孕婦將產尚可
細 細如蛛絲 主氣虛 亦主熱結裏虛
代 止歇有常 止不能還良久方來變易不常亦為代脉 主氣絶 亦主經隧有阻 跌打痛瘡女胎三月無妨餘則忌見
散 散漫無根 如火薪然 主氣散 產為生兆胎為墮久病逢之不必醫
督 輕取弦長而浮 六脉皆見 主風傷 身後總攝之陽故脊強不能俯仰
衝 按之弦長堅實 六脉皆見 主寒傷身前衝要之陰 故氣逆裏急
任 緊細而長 六脉形如豆粒 主寒傷身前承任之陰 故寒少腹切痛
陽維 左尺內斜至寸而浮 向小指 主邪傷一身之表 故寒熱不能自持
陰維 右尺外斜至寸而沈 向大指 主邪傷一身之裏 故心痛失志

陽蹻兩寸左右彈浮緊細。主邪傷左右之陽，故腰背苦痛。

陰蹻兩尺左右彈沉緊細。主邪傷左右之陰，故少腹切痛。

帶脈兩關左右彈滑而緊。主邪傷腰帶束之處，故腰腹痛。

有力　久按根底不絕。非堅勁指搏。主病無害。亦防氣逆。

有神　光澤潤滑穩厚肉裏，不離中部。主病治。亦防痰蓄。

胃氣　脈緩和勻。意思悠悠。主病愈。亦忌穀食減少，寸口脈平。

根本三脈

脈訣論

博學而詳說之，將以反說約也。平日不將脈訣三十字窮神盡象，確辨異同，固屬因簡就陋，間有好學博覽者，於臨證時又苦頭緒

紛如茫無把握則約之不可不講也明矣近得孕真子約取浮沈
遲數虛實滑濇八脈以為大綱臨證斷病似覺簡易可從蓋以浮
主表沈主裏二脈於指下輕重得之易見也遲主寒數主熱二脈
以息之至數分之易見也虛主正虛實主邪實二脈以力之有無
決之易見也滑主氣壅氣動血騰故壅治宜瀉陽以安陰和血而歛氣濇主血滯血減氣鬱故滯
治宜補陰以助陽行氣而導血二脈以形之往來辨之易見也據此八脈已知人
病之表裏寒熱氣血虛實再於八脈之內辨其兼見則病可無遁
情因採取醫詩必讀八脈歌訣以為宗主並於各脈條下附列斷
病要言誠能熟讀精思臨證庶無望洋之嘆云云繼軒謹誌

陳修園擬補徐靈胎診脈論詩

微茫指下最難知，條緒尋來悟治絲。三部分持成定法，八綱易見是良規。謂浮沈遲數滑濇虛實。起四句總提切脈之法。

胃資水穀人根本，土具沖和脈委蛇。臟氣全憑生尅驗，天時且向逆從窺。陽浮動滑大兼數，陰濇沉弦弱且遲。

三部俱屬於肺，而肺受氣於胃。不堅直而和緩也。脈得中土之生氣如此，此以察胃氣為第一要。察藏氣之生尅為第二要，如脾病畏弦，木尅土也；肺病畏洪，火尅金也。反是則與藏氣無害。推天運之順逆為第三要，如春氣屬木脈宜弦，夏氣屬火脈宜洪之類。反是則與天氣不應。仲景以浮大動滑數為陽，凡脈之有力者皆是。仲景以沈濇弱弦遲為陰，凡脈之無力者皆是。此又提出陰陽二字，以起下文四句辨脉。

病之宜忌為第四要

外感陰來非吉兆

外感之證脉宜浮洪而反細弱則正不勝邪矣

內虛陽現實堪悲

脱血之後脉宜靜細而反洪大則氣亦外脱矣

須知偏勝皆成病

偏陽而洪大偏陰而細弱皆病脉也

忽變非常即弗醫

舊訣有雀啄屋漏魚翔蝦遊彈石解索釜沸七怪之說總因陰陽離決忽現出反常之象

要語不繁君請記脉書鋪敘總支離

病之名有萬而脉象不過數十種且一病而數十種之脉無不可見何能診脉而即知為何病即脉書欺人之語最不可聽

八脉總論歌訣

浮沈遲數四大綱二十餘脉盡包藏

脉訣言愈多而理愈晦雷真君獨取八脉至簡至要

可以為後世切脈之法

浮病在表沈在裏遲數藏腑寒熱當滑主痰多脾不健濇為鬱塞精血傷有力無力分虛實無力證陰有力陽有力為實為結熱無力為虛為寒涼留心此法察病氣何至臨岐嘆亡羊

脈訣言凡診脈按至骨而見者謂之有力按至骨而無者謂之無力愚考至骨而無者其虛固不待言即按至骨而見綿軟無力者無論脈來或靜或躁或大或小總定是虛惟浮中沈三候一體重按有力或病久尚不見濇微之脈縱外象細小定其實邪本孕真子繼軒存參

八脈體象主病兼脈歌訣

浮脉體象　浮脉如木浮水中舉之輕手診也有餘按之重手診也鬆不足也

外感脉浮當汗解內傷虛浮禁表攻虛人脉多見浮切忌誤認為寒而妄表散

主病　浮脉為陽表病居緊數之浮外感的證若有心煩口渴內浮則數及入內矣

而有力多風熱浮而無力是血虛　寸浮傷風頭腦痛關浮風

痰膈上居尺浮下焦風熱結大小便閉急開提

兼脉　有力表實無力虛浮遲中風緊寒居浮數風熱緩風濕傷

熱浮洪傷暑虛

浮而雲騰蜃起多屬陰虛浮而綿軟葱空半由失血浮而月蕩

星搖預知精敗浮而羽鍛毛散可卜神消

張會卿曰浮而有力有神者為陽有餘陽有餘則火必隨之或痰見於中或氣壅於上可類推也若浮而無力空豁者為陰不足陰不足則水虧之候或血不營心或精不化氣中虛可知也若以此等為表證則害莫大矣寸關尺俱浮直上直下或癲或癇腰背强痛不可挽仰此督脈為病也其有浮大弦硬之極甚至四倍以上者内經謂之關格此非有神之謂乃真陰虛極而亢陽無根大凶之兆

林之翰曰浮脈須知主裏凡内虛之證無不兼浮知浮芤失血浮革亡胃内傷感冒而見虛浮無力癆瘵陰虛而見浮大兼疾

火衰陽虛而見渾渾草至浮大有力又如真陰竭於下孤陽浮於上脈必浮大而無力按之細微欲絶者當益火之源豈可以脈浮不審虛實而妄用發表之劑乎

沈脈體象　沈脈如石水中停傍於筋骨自調匀按之有餘舉不足女寸男尺見為平

主病　沈脈為陰裏病的寸沈短氣痛胸脇關沈滿悶與吞酸胸痛更兼夫筋急尺沈瀉痢淋濁遺定主背痛與腰膝

兼脈　有力裏實無力虛沈遲痼冷數熱居沈滑痰飲濇血結沈緩寒濕沈弱虛

有病而沈兼別脈沈而無病世人多沈居命脈悠長足徵壽考沈居腎脈恬靜咸頌仁人沈居關脈調匀允稱秀士沈居寸脈圓活定是名姝

張會卿曰沈而實者多滯多氣故曰下手脈沈便知是氣氣停積滯者宜消宜攻也沈而虛者因陽不達因氣不舒陽虛氣陷者宜温宜補也其有寒邪外感陽為陰蔽脈見沈緊而數及有頭痛身熱等證者正屬表邪不得以沈為裏也

按張璐曰脈顯陰象而沈者則按久愈微若陽氣鬱伏不能浮應衛氣於外脈反伏匿而沈者則按久不衰陰陽寒熱之機在

乎纖微之辨傷寒以尺寸俱沈為少陰受病故於沈脈之中辨別陰陽第一關頭林之翰曰沈脈須知主表知寒閉腠理衛氣不通經氣濇滯脈不見浮而沈氣鬱脈閉舉手不見而脈亦沈真陰久虛真陽衰憊外邪乘虛直入而脈亦沈是沈仍屬表證

遲脈體象　遲脈一息至惟三陽衰陰盛氣血寒浮沈表裏分虛實消陰須益火之原

主病　遲脈主臟病多寒寸遲胸痛上焦寒關遲中焦寒氣結必主癥瘕與筋攣尺逢火衰多溲便腰足疝痛引睾丸

兼脈　有力冷積無虛寒浮遲表寒沈裏寒遲濇少血緩寒濕遲

滑脹滿徵難安

遲在上則氣不化精遲在下則精不化氣氣寒則不行血寒則疑滯若遲兼滑大者多風痰頑痺之候遲兼細小者必真陽虧弱而然或陰寒留畜於中則為瀉為痛或元氣不營於表則為慄為攣大都脈來遲漫者總由元氣不充不可妄施攻擊

按景岳曰遲雖為寒凡傷寒初退餘熱未清脈多遲滑見遲不可以概言寒林之翰曰遲脈須知主熱如熱邪壅結隧道不利失其常度脈反變遲者必有熱證可察又云辨脈必須合證審察如舉按無力是主寒之遲脈舉按有力證兼胸膈飽滿便閉

溺赤是主熱之遲脈濇滯正是熱邪蘊結於内致經脈濡滯而行遲也

遲為内病癃閉温養陽剛遲為外病侵凌温消陰翳

遲為緩病纏綿温補元氣遲為急病馳驟温散客邪

數脈體象　數脈一息六至彈陽旺陰枯體燥煩浮沈表裏分虚實小兒診此作吉看

主病　數脈主腑病多熱寸數口瘡與喘咳關數胃熱邪火攻尺數相火洩不得

兼脈　有力實火無力虚浮數表熱沈裏居裏熱宜下表宜散凉

其實熱補其虛
數為寒熱為虛勞為外邪為癰瘍必（痛處）有洪數滑數者多熱濇數
細數者多寒暴數者多外邪火數者必虛損愈虛愈數愈數愈
危總之邪盛者固多數脈虛甚者亦多數脈當審察形氣隨證
施治可也至若內熱伏火等證脈反不數而惟洪滑有力如內
經所言粗大者陰不足陽有餘為熱中是也
按景岳曰裏數為熱而真熱者未必數凡虛損之證陰陽俱困
氣血張皇多有是候林之翰曰數脈須知主寒如脈浮數大而
無力按之豁然而空此陰盛逼陽外浮是寒焰也醫家並不審

病新久有力無力鼓與不鼓一概混投寒劑遽絕胃氣可不畏哉

數脈為陽至倍三脈中數脈實難諳而今始識諸家數囑咐醫人莫亂探

數熱之辨大約有七此義失真以至相傳遺害者弗勝紀矣茲列其要如左諸所未盡可以類推

一外邪有數脈凡寒邪初感脈必暴見緊數然初感便數者原未傳經熱自何來所以只宜溫散即傳經日久必見數而滑實方可言熱若數而無力到底只是陰虛只是溫中此外感之說不可盡以為熱也若概用寒涼無不殺人

一虛損有數脈凡患陽虛而數者脈必數而無力或兼細小而證見虛寒此則溫之且不暇尚堪作熱治乎又有陰虛而數者脈必數而弦滑雖有煩熱諸證亦宜慎用寒涼若但清火必至脾敗而瀉且凡患虛損者脈無不數數脈之病惟損最多愈虛則愈數愈數則愈危豈數皆熱病乎若以虛數作熱數則萬無不敗者矣

一瘧疾有數脈凡瘧作之時脈必緊數瘧止之時脈必和緩豈作有火而止則無火乎且火在人身無則無矣有則無止時也能作能止者惟寒邪之進退耳真火真熱則不然也此瘧疾之數

故不可盡以為熱

一痢疾有數脈凡痢疾之作率由寒濕内傷脾腎俱損所以脈數但兼弦濇細弱者總皆虛數非熱數也悉宜温補命門百不失一其有形證多火年力强壯者方可以熱論治然必見洪滑實數之脈方是其證

一癰瘍有數脈凡脈數身無熱而反惡寒飲食如常者或身有熱而得汗不解者即癰疽之候也然瘡瘍之發有陰有陽可攻可補亦不得以數脈為熱證

一痘疹有數脈以邪毒未達也達則不數矣此當以虛實大小分

陰陽亦不得以數為熱脈

一癥癖有數脈凡脇腹之下有塊如盤者以積滯不行脈必見數若積久成痞陽明壅滯而致口臭牙疳發熱等證者乃宜清胃火如無火證而脈見細數者亦不得認以為熱

一胎孕有數脈以衝任氣阻所以脈數本非火也此當以強弱分寒熱不可因其脈數而執以黃芩為聖藥

一五行之中金木水土各居其一惟火則有二而推其火之類不特本經之火海枯被火則為腎火榆能生火則為肝火石可取火則為肺火壤內藏火則為脾火不止有二而有六矣而充其

火之盡不特當時之火風熱而熾則為風火寒鬱而熱則為寒火暑傷而温則為暑火濕積而蒸則為濕火燥過而枯則為燥火是内有六外亦有六矣而窮其火之變不特五運六氣之火又有無根之火血燥之火莫可名狀莫可紀極之火綜此以觀無病不有火無火不脈數無藥不可以治數君火而數芩連固為折火之正敵相火而數桂附亦為引火之靈丹脾倦生火數非參芪莫療肝盛生火數惟柴芍可除數緣腎虛兩地滋陰不以降火數由肺損二冬减熱即以清金解痰火之數惟特法夏潤血燥之數須用秦歸傷風發熱可以去風即可以治數防風

羌活傷寒發熱於焉去寒即於焉治數麻黄桂枝療暑熱之數脈焦朮川烏極爲妙品調濕熱之數脈蒼朮黄柏尤有神功阿膠養秋燥之金脈數自减元參洩無根之火脈數以除區别内外分晰經絡以脈證病以病證脈斯得之矣安得有心人與之談數脈哉

四綱壞脈 另行寫 浮散沈無遲一點數來無數命必傾

滑脈體象 滑脈如珠走替替一往一來甚流利譬如明珠盤中形又如荷露葉中義

主病 滑脈爲陽主痰疾寸滑咳嗽或吐逆關滑胃熱食氣傷尺滑淋病與痢疾 左脾弱腰疼 右水停下焦 男子溺血或便膿女人經歇孕可以

兼脉

浮滑風痰沉食隔滑數痰火短氣塞中風癱瘓散皆浮孕
脉多於尺部得　傷食痰逆嘔吐滿悶滑大而數內熱甚虛損
火病弦滑多（則為陰虛）尤見瀉痢症（脾腎受傷）兼和兼緩營衛盛婦逢滑
數有孕臨產若見滑疾離經日夜即生

李士材曰滑脉為陽中之陰以其形數也故為陽以其形如水
也故又為陽中之陰大抵兼浮者毗於陽兼沉者毗於陰是以
或熱或寒古無定稱御之以浮沉辨之以尺寸庶無誤耳

濇脉體象

遲細短（三象俱足）濇往來難取象如刀刮竹然踈雨沾沙
蹇而滯病蠶食葉漫而艱

主病　濇為血枯精不充亦主氣滯寸濇心痛或怔忡關濇脾虛水穀不化與脇脹尺濇遺淋或便紅男子為傷精女子為失血為不孕為經脈不調

兼脈　濇而堅大實熱燔濇而細軟虛火炎寸關見濇血應少尺部見濇子嗣艱

夏煩痺痛少氣時拘攣麻木無汗知寒嘔少食精血失二便違和冷四肢裏有精神之短少表有筋骨之勞疲七情不遂女不孕此是濇脈血氣虛

濇脈有寒濇枯濇熱濇之殊若濇見嘔吐泄瀉則為屬虛屬寒濇見傷精失血拘攣麻木則為枯濇不和濇見便結不解則為

熱邪內閉及或寒滞不通總在因證考求豈可槩指血虛而不
分別審顧乎
此脈陰陽不和氣血不達外感於風寒內阻於憂鬱抑塞而不
通鬱而未發之狀六部見此象俱能成病而尤於肝經不宜一
見濇脈即以解鬱通塞之藥急治之則隨手見功也
水濕并痰飲滑利又弦遒緊促氣內亂伏濇氣凝留
虛脈體象　舉之則見按之鬆浮遲大耎四形同莫將芤脈作虛
脈虛脈無力芤內空應指無力浮中沉三候俱有前人謂豁然空大見於浮脈者非也
主病　血不營心寸口虛關虛腹脹食難舒骨蒸痿痺傷精血却

在左右兩尺居
虛怔忡左寸氣虧空右寸血不營筋左關食不銷鎔右關腰膝冷痺定左尺
寒證復相攻右尺

兼脈　浮而無力為血虛沉而無力為氣虛遲而無力為陰之陽虛數而無力為陽之陰虛凡見指下無神者總是虛脈洪大無神即陰虛也細小無神即陽虛也虛大勞役損元氣　虛濇房勞腎水焦

附小脈

小則為元氣不足及病已退之勢如因病損小其脈兼弱見於人迎則為胃氣衰也見於氣口則為肺氣弱也見於寸口則為

陽不足也見於尺內則為陰不足也此皆無力之象若使小而有力脈見滑實則為實熱固結然脈不至急强四肢不逆猶云胃氣之未絶若胃氣既無生氣已失其奚濟乎

脱陰脱陽

六脈有表無裏如濡脈之類此名脱陰六脈有裏無表謂之陷下如弱脈之類名曰脱陽六脈暴絶此陰陽俱脱也經曰脱陰者目盲脱陽者見鬼陰陽俱脱者死

無脈候

夫無脈之候所因不一久病無脈氣絶者死暴病無脈氣鬱可

治傷寒風痛痰積經閉憂驚折傷關格吐利運氣不應斯皆無忌

實脈體象　浮沉皆有大而長應指無虛愊愊強熱蘊三焦多實火舉按有力辨宜詳應指有力浮中沉俱有指下清楚而和緩為元氣實愊愊而不清為邪氣實二

主病　寸實應知面熱風咽痛舌強氣填胸關實胃熱中宮滿尺實腰腹痛不通

兼脈　實而且緊寒積稽留實而且滑痰凝為祟

火邪實者洪滑有力諸般熱實寒邪實者沉弦有力諸痛結滯

表邪實者浮大有力風寒暑濕入疼酸骨節傷寒瘴瘧熱頭痛

鼻塞頭腫癰毒
裏邪實者沉大有力七情内傷食喘咳嘔逆脹满癥瘕結閉痰
血痰飲腹痛極

附大脈

大有虛實陰陽之異大而有力為陽氣有餘其病則進大而無力則為正氣不足大偏於左則為邪盛於陽大偏於右則為熱盛於陰大而兼濇兼芤則為血不内營大而兼實兼沈則為實熱内熾大而浮緊則為病盛於外大而沉短則為痞塞於内大實而緩雖劇且生大實而迫雖輕必死故凡脈大必得證與脈

應方云無碍若是久虛而見脈大利後而見脈大喘嗽而見脈
大產後而見脈大皆為不治之證矣
東垣論氣虛之脈曰洪大而虛又曰内傷氣口大於人迎丹溪
論血虛曰陰虛則浮之洪大沈之空虛馮氏則曰寸微尺大為
陽氣下陷尺微寸洪為陰火上乘大抵寸為陽浮亦為陽沈為
陰尺亦為陰數為陽緩為陰洪大而虛謂浮之沈之皆洪大而
兼虛脈也若沈之空虛則為血虛矣不可不辨
凡洪大之脈陰氣必傷堅强之脈胃氣必損亦有胃脈愈旺而
愈衰者若不兼痞滿燥渴便秘等證以為實而瀉之立見危殆

實脈有真有假真實者易知假實者易誤故必問其所因而兼察形證心得其神方為高手

按脈象雖多不屬部位則屬至數不屬至數則屬形狀今取浮沈以別部位凡脈之以部位見者皆統之取遲數以分至數凡脈之以至數名者皆統之取滑濇以辨形狀凡脈之以形狀著者皆統之六脈為諸脈之提綱又復訣之於虛實二脈以為辨證用藥之衡則補瀉明而自無誤治之慮已 繼軒謹誌

又按大小二脈最為適用已見上卷大成單字脈論中茲復附入虛實脈内其浮沈遲數滑濇條下或摘一段或節數句

非不憚煩也取其類聚便於誦讀貫通耳疝瘕脉辨列左

內經曰腎脈大急沈肝脈大急沈皆為疝疝者寒邪結聚所為脈急者挾肝邪脈沈者在陰分沈急而大陰邪盛也肝腎之脈絡小腹結於陰器寒邪居之故當病疝而左右上下筋急絞痛脈必急搏者多心脈搏滑急為心疝寒挾肝邪乘心也肺脈沈搏為肺疝寒挾肝邪乘肺也三陽手足太陽經也急為瘕三陰手足太陰經也急為疝凡脈急者皆邪盛也前言肝腎心肺而此言脾經所以五藏皆有疝腎脈小急肝脈小急心脈小急不鼓皆為瘕三脈細小而急絕無鼓大之意陰邪聚於陰分也故當隨三經之位而為瘕瘕血不流而內凝也

難經六難曰脈有陰盛陽虛陽盛陰虛何謂也然浮之損小沈之實大故曰陰盛陽虛沈之損小浮之實大故曰陽盛陰虛

附弦脈　弦為血氣不和氣逆邪盛浮弦支飲沈弦懸飲弦數多熱弦遲多寒弦大主虛弦細拘急寸弦頭痛尺弦腹痛單弦雙弦寒痼若不食者尅土難治

弦大兼滑便是陽邪
弦緊兼細便是陰邪

浮沈論

浮沈者陰陽之性也難經呼出心與肺吸入腎與肝呼吸之間脾受穀味也其脈在中陽性浮而陰性沈呼出為陽心肺之氣也吸入為陰腎肝之氣也心肺之脈俱浮浮大而散者心也浮而短濇者肺也腎肝之脈俱沈沈而濡實者腎也沈而牢長者肝也脾居陰陽之中其氣在呼吸之交其脈在浮沈之半其位曰關關者陰

陽之關門陰自此升而為寸陽自此降而為尺闔闢之權於是在焉故曰關也陽盛則寸浮陰盛則尺沈陰盛於裏陽盛於表仲景脈法浮為在表沈為在裏一定之法也然浮沈可以觀表裏不可以定陰陽三難關以前者陽之動也脈當見九分而浮過者法曰太過減者法曰不及遂上魚為溢此陰乘之脈也關以後者陰之動也脈當見一寸而沈過者法曰太過減者法曰不及遂入尺為覆此陽乘之脈也陽乘陰位則清氣不升故下覆於尺陰乘陽位則清氣不降故上溢於魚際溢者浮之太過而曰陰乘覆者沈之太過而曰陽乘是則浮不可以為陽而沈不可以為陰浮沈之中

有虛實焉浮之損小沈之實大是陽虛於表而實於裏也沈之損小浮之實大是陽虛於裏而實於表也浮大晝加沈細夜加浮大晝死沈細夜死診者當於浮沈之中參以虛實也

遲數論

遲數者陰陽之氣也九難數者府也遲者藏也數則為熱遲則為寒經脈之動應乎漏刻一呼再動一吸再動呼吸定息而脈五動氣之常也過則為數減則為遲藏陰而府陽數則陽盛而為府遲則陰盛而為藏陽盛則熱陰盛則寒數之極則為至遲之極則為損一定之法也然遲不盡寒而數不盡熱脈法趺陽脈遲而緩胃

氣如經也寸口脈緩而遲緩則陽氣長遲則陰氣盛陰陽相抱營衛俱行剛柔相得名曰强也是遲緩者趺陽寸口之常脈未可以為寒也曰病人脈數數為熱當消穀引食而反吐者以發其汗令陽氣微膈氣虛脈乃數也數為客熱不能消穀胃中虛冷故也是數者陽明之陽虛未可以為熱也凡脈或遲或數乖戾失度則死

十一難一呼再至曰平三至曰離經四至曰奪精五至曰死六至曰命絕此至之脈也一呼一至曰離經二呼一至曰奪精三呼一至曰死四呼一至曰命絕此損之脈也人之將死脈數者多脈遲者少陽氣絕根浮空欲脫故脈見疾數大概一息七八至以上便

不可救虛勞之家最忌此脈若數加常人一倍一息十至以上則死期迫矣

滑濇論

滑濇者陰陽之體也滑則血盛而氣虛濇則血虛而氣盛肝藏血而肺藏氣故肝脈滑而肺脈濇肺性收斂肝性生發收斂則濇生發則滑金自上斂木自下發是以肺脈浮濇而肝脈沈滑斂則氣緊發則氣散是以肺脈濇短而肝脈滑長氣陽也而含陰血陰也而抱陽故滑為陽而濇為陰脈法大浮數動滑此名陽也沈濇弱弦微此名陰也以金水之性收藏木火之性生長收則浮濇而生

則沈滑長則浮滑而藏則沈濇滑者生長之意濇者收藏之象而俱非平氣脈法弦緊浮滑沈濇名曰殘賊以其氣血之偏濇則氣盛而血病滑則血盛而氣傷也寸應滑而尺應濇肺脈之濇者尺之始基肝脈之滑者寸之初氣尺應濇而變滑則精遺而不藏寸應滑而變濇則氣痞而不通寸過於滑則肺金不斂而痰嗽生尺過於濇則肝木不生而淋痢作是以滑濇之脈均為病氣也

大小論

大小者陰陽之象也陽盛則脈大陰盛則脈小大為陽而小為陰寸大而尺小者氣之常也寸過於大則上熱尺過於小則下寒然

有大不可以為陽盛而小不可以為陰盛者脈法脈弦而大弦則為減大則為芤減則為寒芤則為虛寒虛相搏此名為革婦人則半產漏下男子則亡血失精蓋陽衰土濕水火不交火炎而金爍則關寸浮大水寒而木鬱則關尺浮大肺金失其收斂肝木行其踈泄此亡血失精半產漏下之原庸工以為陰虛投以滋潤土敗則命殞是大不可以為陽盛也傷寒三日脈浮數而微病人身涼和者此為欲解也蓋邪退而正復則脈微是小不可以為陰盛也凡木火泄露則脈大金水斂藏則脈小陽泄則上熱而下寒陽藏則上清而下溫勞傷虛損之脈最忌浮大陽根下斷浮大無歸則

人死矣故大則病進小則病退小脈未可以扶陽大脈未可以助陰當因委而見源窮其大小所由來也

浮沈大小論

五藏之脈心肺俱浮腎肝俱沈脾胃居沈浮之間陽浮而陰沈其性然也然陽主降而陰主升陽體雖浮而內含降意則浮中帶沈陰體雖沈而內含升意則沈中帶浮沈而微浮則陰不下走浮而微沈則陽不上飛若使寸脈但浮而不沈則陽氣上逆而不交於陰尺脈但沈而不浮則陰氣下陷而不交於陽水火分離下寒上熱諸病生矣升降陰陽之權全在乎中中者土也己土脾也升則乙木肝也

上達而化清陽戊土胃也降則辛金肺也下行而化濁陰陰陽交濟是以寸不但浮而尺不但沈土之所以升降失職者木刑之也木生於水而長於土土氣冲和則肝隨脾升膽隨胃降木榮而不鬱土弱而不能達木則木氣鬱塞肝病下陷而膽病上逆木邪横侵土被其賊脾不能升而胃不能降於是兩關之脈大左關之大者肝脾之鬱而不升也右關之大者膽胃之鬱而不降也膽木化氣於相火膽木右降則相火下蟄而不上炎膽木逆升相火上炎而刑金肺金被克清氣鬱蒸而生上熱於是右寸之脈亦大肝木主升肝木不升生意抑遏而生下熱於是左尺之脈亦大右寸之大者肺金

之上逆也左尺之大者肝木之下陷也胃主降濁胃逆則濁氣上填倉廩不納惡心嘔吐之病生焉脾主升清脾陷則清氣下瘀水穀不消脹滿泄利之病生焉肺藏氣而性降肝藏血而性升金逆則氣不清降而上鬱木陷則血不溫升而下脫肺主收斂肝主疏泄血升而不至於流溢者賴肺氣之收斂也氣降而不至於固結者賴肝血之疏泄也木陷則血脫於下而肺金失斂則血上溢金逆則氣鬱於上而肝木不升則氣下結推之凡驚悸吐衄盜汗遺精之病皆金氣不能降斂淋癃泄利噯腐吞酸之病皆木氣不能生發金逆而莫收斂則君火失根而左寸亦大木陷而行疏泄則

相火下拔而右尺亦大大者有餘之象也於其有餘之中得其不足之意則脈之妙解而醫之至數也經所謂大則病進者别有元機非後世醫書陽盛陰虚之説也

按八綱脈義詳見上卷大成單字分論中茲復摘録黄元御二脈合論以足明之可謂分合盡致惟黄氏脈論中鈌少虚實二脈殊爲憾事附採孕真子診虚實大法張景岳治虚實要法二則以補之雖未必有當於黄氏之意而用以診治其庶乎不差矣　繼軒

診病虚實大法

凡醫治病先以審定虛實為第一義虛實定則不至悞補悞攻而大綱已得其餘隨證選藥自可冀痊然有形氣之虛實有病氣之虛實有脈氣之虛實三者不同當次第以察之形氣之虛實者先入門臨病當省其人平時體氣或老或少或肥或瘠並驗考其稟受或清或濁或薄或厚身體骨格大小長短皮肉肌膚老嫩堅脆其性情靜躁緩急氣息粗細微甚大法老瘠者多虛小壯者多實清薄為虛濁厚為實骨小肉軟皮嫩者多虛骨大肉堅皮厚者多實性情躁急多虛靜緩多實氣息微細者為虛粗盛者為實及素常飲食濃淡可察胃氣便溺踈秘可察裡氣此是未病先一個根

底亦有平常無病而虛實已著者或素多病而虛實顯見者是用藥能受不能受之標的也至辨證也訣補瀉之權者則全在察病氣之虛實此所謂病氣之虛實不惟觀其現在病證論其虛實而尤在審其病來潮作之時觀其氣息聲音並以脉息訣之病證如汗多身倦氣少身寒二便通利飲食衰少嘔吐喘瀉等證原屬之虛如無汗身痛氣壅體熱二便祕濇飲食過多或脹滿腫痛煩悶等證原屬之實虛者可温可補實者宜攻宜下其餘一切依書分門隨證體察古有定論不能盡舉而中間以有一日更甚之時此尤驗病情之的據處也 如病凡在陽時盛者多實凡在陰時盛者

多虛如潮作更變頻頻無定者多虛一發難耐及不變形狀者多實病來時色赤氣粗聲急脈盛體熱者多實病作時色青氣短聲息低微脈縮身寒者為虛此間認的病之確實不為平素所混攪可補瀉不悞又須知素來老弱虛衰之人亦有實證素來强壯堅實之人亦有虛邪病若審之未的治必解效或至加重也病證之虛實既明然後細心切脈辨其真假又將脈與病相叅審其情理自然千舉千當藥有神功夫脈氣之虛實雖脈法自有定衡要必平時熟讀深叅脈經諸書始得心手相應而其大法總先辨脈之陰陽大低陽脈多實陰脈多虛尤其要者辨在有力無力尤要在

沈之一候無論脈來或靜或躁或大或小總以指叩過中分及至沈分綿軟無力者總定是虛若三候一體重尋有力或病久尚不見濇微縱外象細小定其實邪兩手之中更重兩尺兩尺之内右尺尤係命根如此三部比審看其所獨或盛或衰便知病之所在確知病屬何臟何腑何經何絡而脈孰虛孰實獨顯真情由是一意專治補瀉寒熱不使泛濫則既無不辨之病證自無不效之藥餌獲如神之功也

治病虛實要法

病之虛實邪氣盛則實精氣奪則虛此二句為治病之大綱其辭

似顯其義甚微最當詳辨而辨之有最難者也葢實言邪氣實宜瀉也虛言正氣虛宜補也凡邪正相薄而為病則邪實正虛皆可言也主瀉者曰邪盛當瀉主補者曰精奪當補各執一見藉口文飾以至精之訓釀莫大之害不知理之所在有必不可移易者察虛實之緩急有無也無虛者急在邪氣去之不速留則生變也多虛者急在正氣培之不早臨期無濟也微虛微實者亦治其實可一掃而除也甚虛甚實者所畏在虛但固守根本以先為己之不可勝則邪無不退也二虛一實者兼其實開其一面也二實一虛者兼其虛防生不測也總之實而悞補固必增邪猶可解救其禍

小虛而悞攻真氣忽去莫可挽回其禍大此虛實之緩急不可不察也所謂有無者察邪氣之有無也凡風寒暑濕燥火皆能為邪邪之在表在裏在府在藏必有所居求得其本則直取之此所謂有有則邪之實也若無六氣之邪而病出三陰則為情慾以傷內勞倦以傷外非邪似邪非實似實此所謂無無則病在元氣也不明虛實有無之義必至以逆為從以標為本絕人長命損德多矣可不懼且慎哉

內因脈喜怒憂思悲驚恐七情也內應氣口右關前一分是

喜則傷氣緩心脈必虛一作緩甚或沈兼散　思傷脾脈結兼短中居氣凝脈短而結甚則反弦見脾

因憂（氣滯）傷肺脈必濇　怒氣（逆也）傷肝脈便急（促也）（或濡或濇）

恐（氣下）傷於腎脈沈是　緣驚（氣亂）傷膽動相須（甚則肝脈散）

脈緊（兼縮）因悲傷（氣急）包絡（甚或脈虛）　七情氣口內因之

外因脈（風寒暑濕燥火為六氣也外應人迎左關前一分是）

緊則傷寒腎不移（或浮或沈）　虛因傷暑向胞推（或洪虛而數）

濇緣傷燥須觀肺（或浮而數）　細緩傷濕要觀脾（一作濡）

浮則傷風肝部應　弱為傷火察心知（一作洪）

六邪合脈須當審　免使將寒作熱醫

不內不外因脈

勞神役慮定傷心
勞役陰陽傷腎部
房帷任意傷心絡
疲極筋力便傷肝
飲食飢飽定傷脾
飢則緩弦當別議 胃氣虛也
吽呼損氣因傷肺 一作氣
不內外因乃如是
人迎緊盛傷於風

虛濇之中仔細尋
忽然緊脈必相侵
微濇之中須忖度
指下尋之脈弦弱
未可輕將一倒推
若然滑實飽無疑 脾氣滯也
燥弱脈中宜熟記
氣口人迎皆無與
氣口緊盛傷於食

氣口人迎俱緊盛　夾食傷寒兼理治
氣口人迎若過盛　內關外格詳經義

按七情內應氣口六氣外應人迎然其脈必與應病之本經一致而相同庶可斷準　繼軒存參

內傷而左脈浮弦虛陽擾於膚腠外感而右脈盛滿痰氣滯於中宮

脈辨生死

洞虛子曰蝦遊雀啄代止之脈故名死證須知痰氣關格者時復有之若非諳練數歷未免依經斷病而貽笑於大方也蓋病氣消

爍殆盡者其氣不能相續如蝦遊水動屋漏點滴而無至者死脈也其或痰凝氣滯關格不通則其脈固有不動者有三兩路亂動時有時無者或尺寸一有一無者有關脈絶至骨不見者或時動而大小不常者有平居之人忽然而然者有素禀痰病不時而然者有僵外卒中而然者皆非死脈也

診雜病生死脈歌

五十不止身無病數内有止皆知定

止猶代脈也脈來五十動而不見一止者無病也五十配天地造化之數易繫辭曰大衍之數五十五十乃備一乃數之始十乃數之極人之脈息晝夜循環五臟脈一動循環一臟五動循環五臟遍五十動是十次五數循環遍則數皆極處而不見止

者五臟皆平故無病也

四十一止（春草生而死）一臟絕，卻後四年多没命。三十一止（麥熟而死）即三年。二十一止（桑椹赤而死）二年應。十動一止（歲中死）一年殂。已下有止看暴病。

四十動而見一止者，是一藏欠動脉之極數，故知一藏絕也。先絕腎經，何以言之？天一生水，腎屬水，生成之一數也。人之五藏所生，先生乎腎，腎水生肝木，肝木生心火，命門火，火生脾土，脾土生肺金，所以先絕腎，期應四年而死。三十動而見止者，兩臟欠動脉之極數，是知腎與肝二經無氣，期應三年而死。二十動而止者，三藏欠動脉之極數，是腎肝心三藏無氣，期應二年而死。十動而一止者，是腎肝心脾四藏皆無氣，期應一年而絕也。

新註云：上言脉之動止，未知診切何部而取據。謹按《素問》《難經》云：每於平旦寅時，日未出，飲食未進，血氣未亂，醫者可以存神定意，心無外馳，診於指下右手寸口，默數脉息止至以決之。夫寸口者，右手氣口也。《內經》曰：氣口何以獨為五藏主？岐伯曰：胃

者水穀之海六腑之大源也五味入口藏於胃變現於氣口又曰脈會太淵寸口是淵穴也是知寸口為脈大會之處故能決斷五藏六腑生死吉凶矣

太淵肺經穴名寅時脈注肺故宜繼軒存參

診暴病歌

兩動一止或三四三動一止六七死四動一止即八朝以此推排但求次

池氏曰暴病者喜怒驚恐其氣暴逆致風寒暑濕所侵病生卒暴損動胃氣而絕即死不過十日也脈兩動而一止乃胃氣將絕猶得三四日方死三動一止兩胃氣將盡猶得六七日穀氣絕盡方死若十五動兩一止者死期定在於一年矣

又歌曰寸平無病何謂死尺澤原來脈不存君知此理是何物猶如草木一無根

若見吐者不死沈分無脈亦為無根

脈要歌 採景岳全書

脈有三部部有三候逐部先尋次宜總究左寸心經火位脈宜流利洪強左關肝膽弦而且長尺部膀胱沈靜彌良右寸肺金之主輕浮充暢為宗脾胃居於關部和緩胃氣常充右尺三焦連命沈滑而實則隆四時相代脈狀靡同秋微毛而冬石春則弦而夏洪滑而微浮者肺恙弦中兼細者脾殃心病則血衰脈小肝證則脈弦且長大而兼緊腎疾奚康

寸口多弦頭面曾（何）曾舒泰關前若緊胸中定是癥殃急則風上攻

一作厥逆之陰而頭痛緩在皮頑痺而不昌遲微厥逆之咎虛數虧損之傷滑則
一作虧損之陽痰涎而胸膈氣壅濇緣血少而背膊疼傷沈是背心之氣洪乃胸
脇之妨

若夫關中緩則飲食必少滑實胃火煎熬小弱胃寒逆冷細微食
少膨脹衛（胃）之虛者濇倈氣之滯者沈當左關微濇兮血少右關弦
急兮勞傷洪實者瘀血之咎遲緊者脾冷之殃

至如尺內洪大則陰虛可憑或微或濇便濁遺精弦者腹痛伏者
食停滑兮小腹急脹婦則病在月經濇兮嘔逆番胃弦強陰疝血
崩緊兮小腹作痛沈微必主腰疼

緊促形於寸此氣滿於心胸緊弦見於關斯痛攻乎腹脇兩寸滑數兮嘔逆上奔兩關滑數兮蛔虫內齧心胸留飲寸口沈潛臍腹成癥關中促結左關弦緊兮緣筋脈之拘攣右關沈滑兮因食積之作孽

脈有浮沈遲數診有提綱大端浮而無力為虛有力為邪所搏浮大傷風兮浮緊傷寒浮數虛熱兮浮緩風涎沈緩滑大兮多熱沈遲緊細兮多寒沈伏須知積滯沈弦氣病淹淹沈遲有力疼痛使然遲弦數弦兮瘧寒瘧熱之辨遲滑洪滑兮胃冷胃温之逕數而有痛恐發瘡瘍若兼洪滑熱甚宜涼陰數尺部陰除虛必發熱陽數寸部

陽強多汗黄
增尺部浮而兼緊腎之虚温逐寒邪益精血脈沈兼伏是重陰氣
刺胸膨癥塊結
脈有七情之傷而為九氣之列怒傷於肝者其脈促而氣上衝驚
傷於膽者其氣亂而脈動掣過於喜者傷於心故脈散而氣緩過
於思者傷於脾故脈短而氣結憂傷於肺兮脈必濇而氣沈恐傷
於腎兮脈當沈而氣怯若脈促而人氣消因悲傷而心系掣傷於
寒者脈遲其為人也氣收傷於熱者脈數其為人也氣泄
脈體須明脈證須徹浮為虚而表顯沈乃實而裏決滑是多痰乳

因失血濡散總因虛而冷汗弦緊共為寒而痛切洪則躁煩遲為冷別緩則風而頑木實則脹而秘結濇兮血少而寒長兮癎而又熱短小元陽必病堅強患乎滿急伏因痛痺伏藏細弱真元內傷結促惟虛斷續代云變易不常緊急或緣瀉痢緊弦癥痞相妨數則心煩大則病進上盛則氣高下盛則氣脹大是血虛之候細為氣少之恙浮洪則外證推測沈弦為內疾斟量陽芤兮吐衄立至陰芤兮下血須防盛滑則外疼可別實緊則內痛多傷弱小濇弦為火病滑浮數疾是新殃沈而弦緊痃癖內痛脈來緩滑胃熱宜涼長而滑大者酒病（李瀕湖短而滑數酒傷神）浮而緩豁者濕傷堅而疾者為

巔遲而伏者必厥洪大而疾則發狂緊滑而細為嘔噦脈洪而疾兮因熱結以成癰脈微而濇兮必崩中而脫血陰陽皆濇數知溲尿之艱難尺寸俱虛微曉精血之耗竭

脈見危機者死只因指下無神不問何候有力為神按之則隱可見無根蓋元氣之來力和而緩邪氣之至力強而奔昨強今緩病勢輕昨緩今強病勢重彈石硬來即去（沈于筋間劈劈急硬如指彈石腎絕也）解索散亂無緒（指下散亂作數作疎如索之解脾絕也）屋漏半日而落（如屋殘漏下半時一滴胃絕也）雀啄三五而住（連連搏指忽然止絕少頃復來如雀啄食肝絕也）魚翔似有如無（本不動而末強搖似有似無如魚之翔心絕也）蝦游進退難遇（游于指下始則冉冉不動少焉而去久之忽然一躍進退難尋如蝦之遊

大腸絶也釜湯湧沸如羹浮于指下有出無入無復止數如釜湯湧沸肺絶也七怪脈皆不治更有鬼賊雖如平類土敗於木真弦可畏是亦危機因無胃氣諸逢此者見機當避

宜忌歌

傷寒病熱兮洪大易治而沈細難醫傷風咳嗽兮浮濡可攻而沈牢當避腫脹宜浮大顛狂忌虚細下血下痢兮浮洪可惡消渴消中兮實大者利霍亂喜浮大而畏微遲頭疼愛浮滑而兼短濇腸澼藏毒兮不怕沈微風痺足痿兮偏嫌數急身體中風緩滑則生腹心作痛沈細則良喘急浮洪者危咳血沈弱者康脈細軟而不

弦洪知不死於中惡脈微小而不數緊料無憂於金瘡吐血鼻衄兮吾不喜其實大跌撲損傷兮吾則畏其堅强痢疾身熱而脈洪其災叶惡濕病體煩而脈細此患難當水瀉脈大者可怪亡血脈實者不祥病在中分脈虛為害病在外兮脈濇為殃腹中積久而脈虛者死身表熱甚而脈靜者亡

臟腑六脈診法 採醫學入門

心浮大散是本宮微大邪歸小腸中浮數風熱頭疼痛浮遲腹冷胃虛明浮虛偏頭耳煩痛浮弦疝痛滑多蟲面舌有白點浮緊而滑為淋閉浮洪膈腸滿難通浮長風眩成癲癇浮實面赤熱生風浮濇

虛損定多汗浮芤積瘀衄痢紅浮溢骨痛心煩躁浮絕無小腸脈也臍
腹痺痞沖
沈數狂言并舌強沈遲血冷神不充獨沈不睡皆因鬱努瘀侵睛
崩漏紅沈微虛痞胸膈居悶脇脹驚中虛熱沈實口瘡及喉嚨痛沈緩專
主項背強沈滑痰熱時相攻或嘔逆或怔忡時作時止若沈細而滑全無本脈為水尅火不治沈
濇胃虧音容減沈緊真痛必然凶沈弱陽虛多驚悸沈伏痰鬱聚
胸中沈弦心懸或如滿沈絕無心脈也若心下毒痛掌熱嘔上衝沈浮俱虛
若洞泄浮沈俱實便難通心腹煩滿
肝弦而數無些病微弦膽驚欲發黃浮數風熱筋抽搐浮遲灑淅

惡寒或時發熱淚成行浮細肥氣虛怯振搖多盜汗浮弱微散視渺茫浮芤失
血肢體癱浮甚筋瘻癖在腸浮大滑實頭目病浮濇眩暈筋痛傷
浮濇脇滿經不利浮絶無脈肥膝痛口苦善驚惶
沈遲疝氣睡不着沈數鬱怒多生瘡瘡疥癰疽沈弦緊實瘧癖病沈實
轉筋痛脇旁沈微內障或作泄沈弱筋枯腰脈僵沈緩醋心腹氣
結沈伏觸冷腳痛不強難以伸縮沈濡恍惚下體重沈絶遺溺命不長
俱實嘔逆食不化俱虛厥冷性無常
腎本沈石帶滑形微沈病自膀胱生浮數勞熱小便赤浮遲帶濁
耳蟬鳴浮滑實大淋濇澁浮甚偏墜寒鄉痹浮緊風炎腎竅塞浮

濇疝痛囊腫及遺精浮虛牙痛腰背倦虛甚足膝瘡夷榮浮芤溺血
女經漏浮緩傷風瀉幾行浮實小腹脹且痛浮滑停水臍如冰浮
洪陰虧脚痿軟浮絶若逆冷男子失精尿有餘瀝傷精與閉經
沈數陰虛火動證沈遲臟冷自利精薄清沈緊弦滑腰脚痛沈弦飲
水下焦停沈微氣虛崩帶病沈甚陰痒衛不升沈緩脚痺小腹冷
沈伏疝瀉患瘕癥沈濡便血女胎脱沈濇逆冷腹有聲沈緩而濇
倦怠極不寒不熱病難名沈散腰痛多小便單沈而匀病不成沈
弱體痿陰欲絶沈無足熱亡其精俱實顛疾頭目重俱虛心痛瀉
如傾

肺脈浮濇短為平微浮帶散大腸清浮數風熱咳且秘浮遲寒冷
瀉難禁痰痞胸膈飲食不化浮實滑大咽乾燥腸痛便難鼻之馨浮芤衂血
胸暴痛浮溢膈滿或腸鳴浮洪足熱唾稠濁浮緊喘促感冒時行
風痰咳嗽浮弦咳嗽冷氣結浮滑痰多頭目眩昏傾浮急腸風𤻤血痔浮
絕無大腸脈少氣心下少氣有水停
沈數火盛痰氣升沈遲氣痞冷涎縈沈緊而滑仍咳嗽沈細而滑
是骨蒸沈實熱結微寒結沈甚膹鬱引背痛沈弱驚悸多汗濡主寒
熱寒熱沈絕欬逆喉瘡生俱實脣吻手臂捲俱虛憂恐見光明
脾脈本緩善則不見微緩胃氣得其平浮數胃火或悞下浮數有力乃胃氣中

有火吞酸吐逆齒腫出血中消善食夜多盜汗如浮數無力乃醫誤下傷脾浮遲胃氣虛冷氣膨膨作嘔
浮濇下利穀不化浮為胃虛濇為脾寒浮實消渴因勞成浮芤甲錯身體瘦
浮為胃氣衰芤為榮氣傷浮緊腹中痛且鳴浮為腹滿緊為絞痛浮微而緊為短氣浮滑
吐噦口不馨兼弦無力為胃寒浮大有力為痰火浮溢中風涎出口浮大帶弦浮弦肢
拘急倦急瘧痢行單浮胃虛生脹滿浮甚膨脹蜘蛛形微浮容熱洪
番胃浮絕膚硬冷如冰無胃脈者氣衰則身冷血衰則膚硬
沈數中消好嗜臥番胃口臭及牙宣沈遲中滿積滯凝沈甚氣促胸腹痛
沈緩氣結腹不寧沈實火熱蒸脾土沈微土鬱致心疼或為噎氣阻食沈
伏積塊或發痔沈濇少食飢不生沈濡少氣弱氣喘沈絕腹滿四

肢羸無脾脈者苦下痢善嘔腹滿身重四肢不欲動甚則肢瘦腹大乃氣蠱也必有腹痛俱虛四逆瀉不已
俱實身熱脹喘驚
命門沉實最為佳微沉胞絡無火邪浮數為火灼沉遲為火衰三焦呼吸審虛
實呼出二至則心肺上焦邪輕吸入四至則肝腎下焦邪輕呼吸之間一至則脾胃中焦邪輕但右尺有三脈浮為三焦暑沉為
胞絡沉為命門不若以呼吸取之女人三脈浮滑嘉濇者無子浮數遺精還是熱浮遲
冷瀉氣不奢獨浮便結風侵肺浮大腹脹臉紅華浮弦停水或骨
蒸怯浮滑火瀉渴飲茶浮緊小腹築築痛浮芤便血定無差浮細
虛汗心振懼浮絶陰冷子户遮
沉數消渴小便赤沉遲冷瀉便清頻沉甚水腫緩腰痛沉微疝痛

濁帶津沈實轉筋兼膝痛或下痢便難沈濇臍冷竭精人沈弱主藏冷滑
瀉伏主下焦痛逼沈絕足冷見鬼神無命門脈者若足冷逆上掩胸痛夢入水見鬼善厭三脈
貴有虛中實俱實則熱極難解俱虛則冷極難補貴乎似虛而實似弱而滑為佳生死兼此斷為真

脈訣提綱　錄醫學傳心

浮大動滑數為陽沈濇弱弦微陰詳陽證陰脈真須貶陰證陽脈
又何妨寸微陽虛惡寒見尺弱陰虛發熱商浮大氣盛陰血弱濡
弱汗出衛陽亡浮而有力表可汗表證陰脈補為良沈而有力裏
可下浮沈無力真氣傷脈數鼓梗沈下實再見陽證可攻刼虛大
沈空不鼓梗固真保命為先着浮分緊寒緩為風有力汗解無力

養

榮中分長大解肌表長滑有力實熱攻弦兼滑實有力熱弦兼遲細温和中中兼浮甚宜解表中兼沈實攻裏同總訣沈分分虛實滑實攻之弱補中推之衆病皆相倣陰陽虛實萬條通

脈經直指 採葉天士

夫脈者氣血之先氣平則和氣盛則洪氣衰則微氣滯則濇氣縮則短氣虧則虛氣急則促氣大則長氣搏則浮氣鬱則沈氣寒則遲氣熱則數氣結則歇止見矣若以脈之盛者察諸病原未有不得其情者也左寸盛者風寒也右寸盛者痰火也左關盛者氣鬱也右關盛者内傷也左尺盛者房勞也右尺盛者勞力也兩寸俱

盛者傷風生痰也兩關俱盛者氣鬱傷食也兩尺俱盛者房勞兼
之勞力也左寸與右關盛者風寒挾食也左寸與右尺盛者勞力
受寒也右寸與左關盛者氣鬱生痰也右寸與左尺盛者陰虛火
動也左寸與左關盛者感寒鬱氣也左寸與左尺盛者房勞受寒
也右寸與右關盛者食積生痰也右寸與右尺盛者勞傷元氣感
受風邪也左關與右尺盛者氣鬱勞傷也左關與左尺盛者房勞
氣鬱也右關與左尺盛者醉飽房勞也右關與右尺盛者飽食勞
役也又有六脈皆浮者為風滑者為痰遲則為冷濡則為溼洪則
為火緊則為痛沈則為氣數則為熱弦則為寒弱則為虛芤則為

失血濇則為少氣弦緊者為風寒微弱者為陽虛短縮者為陰虛浮滑為風痰洪大者為火邪弦大者為實熱實大為有餘虛大為不足

婦人脈法 採脈訣規正

婦人尺脈常宜盛右手脈大亦為順兩尺微濇為虛少或沈絶肝部沈遲血海甚寒氣血不充皆經病沈急亦然經病閉絶或愆期當患少腹引腰痛少陰左尺脈浮數小便淋滑數陰中生瘡若或弦緊疝瘕證弦則為疝為積緊則痛肝脈弦長出魚際此為血盛思男境

斷月經有病脈法

女脈沈遲經血寒踰期不至腹痛連血色紫黑兼有塊脈必弦數至必先弦而沈滑主色淡或如魚腦白帶兼微而濇者精血少過期不至何待言沈實之脈多氣滯經來腰腹痛相連六脈俱微縈衝虛經期前後不一般陰虛陽搏主血崩尺部脈芤血海乾微而細數骨蒸熱經閉不行事可憐脈如琴弦小腹痛經滯孔竅瘡證干少陰之脈滑且數主生疳瘡陰戶間若還少陰脈太弦白腸挺出必難痊白腸恐係子腸

調經脈法

一月一行為經信或前或後要留心先期而行為血熱後期而至

是寒經經來疼痛為氣滯行後而痛氣之虛其色黑者多實熱淡白而來痰所凝烟塵黃水血不足紫色由來風邪侵行經之時宜慎重若有憂鬱血必停走於腰膝多疼痛散在四肢則不仁停於血海生寒熱從上冲心悲戰驚此是調經真妙訣醫人熟記信有靈

辨胎脉

尺中脉滑而旺者有胎也左手尺脉浮洪為男左寸脉大者為男關脉滑者為男右手尺脉沈實為女兩手尺部俱浮洪者為兩男俱沈實者為兩女寸關尺六部大小遲疾相應是為一男一女關上一動一止者一月一動二止者二月脉滑而疾者三月但疾不散者五月中衝是陽明胃脉連絡脉來滑疾者受孕及九旬

外證

信期踰月胎成聚身熱嘔吐頻精神結在其中佳或時頭痛肢體無力內結胎氣故外不能支持而似病疾脉滑數流利

（而疾無所苦嗜卧惡食聞食氣即吐）

辨是孕是病脈法

兩手尺脈皆沈伏此病分明是閉經肝大肺小應有子兩尺不斷滑方真心腎俱旺知是孕肺大肝小孕不成左寸滑實為男脈右尺沈滑女現形肝肺俱浮胸膈痛兩關沉緊腹中疼

按尺中脈滑孕脈病脈皆有但見左關脈濇而右寸脈旺（氣旺血衰難孕）滑而少腹腰痛者經病也兩關脈滑動（氣血兩旺）而左寸脈旺（血旺氣衰易孕）尺滑而右寸脈弱不旺者受孕也以故婦人腸覃（月事以時下）石瘕（經閉不行）狀似懷娠而實非娠者惟其脈濇耳詳在心悟消法

醫學傳心以三月之後左脈沈實滑疾為男右脈浮滑為女三月以前月經過期不行頭暈惡心倦怠嗜卧胸滿嘔吐飲食異常或喜酸甜果實脈滑大而緩此屬孕象

按此條係趙篤齋驗案或較別家可據

條中繼軒存參

如常有孕脉法

月斷病多六脉不病體弱未形有胎可慶婦人三部浮沈正等脉來流利均匀和平無他病而不月者孕也六脉平和尺内不止者亦孕也

婦人經行血瀉陰常不滿故尺脉常不足不可執於尺内滑大方為胎脉之例見醫統内經云身有病而無邪脉是也

别婦人脉式

凡室女六脉實健者未事人也脉如綿軟者非室女也婦人三十歲以前尺脉細者血氣敗也主血崩帶下忽然尺脉洪大而數者

敗血或風勞或關脈弦急者主熱當用涼藥和解凡寸脈洪大尺脈微遲是陰陽相反四肢沈重百節酸疼背腰拘急亦主血脈不調宜補血則安

小兒驗紋按額診脈訣 採醫學實在易

五歲以下脈無由驗食指三關第一節寅位為風關第二節卯位為氣關第三節辰位為命關以男左女右為則脈絡可占熱見紫紋傷寒紅像青驚白疳直同影響隱隱淡黃無病可想黑色曰危心為怏怏若在風關病輕拂忌若在氣關病重留意若在命關危急須記脈紋入掌內鉤之始彎裏風寒彎外積致食積致病五歲以上可診脈位以一指按其寸關尺指下推求大率七

至加則火門滅則寒類餘照脈經求之以意更有變蒸脈亂身熱不食汗多或吐或瀉原有定期與病分別疹痘之初四末寒徹面赤氣粗涕淚弗輟半歲小兒外候最切按其額中（以名中食三指候於額前眉端髮際之間食指近髮為上名指近眉為下中指為中）病情可晰外感於風三指俱熱內外俱寒三指冷冽上熱下寒食中二指熱設若夾驚名中二指熱設若食停食指獨熱

三部不妨俱數祇應沈遲六經各喜勻常翻嫌細小惟弦緊不可驟揚恐來風邪之祟更虛濡不宜長見慮多水氣之殃急脈形於指下嘔吐而腹痛難痊大脈浮於關前瀉痢而心驚不救（採闌微）

按景岳小兒筋紋難盡憑，仍以脈為憑，只診其大小、緩急、虛實足矣。

太素摘句

岐黃脈法，候病死生；太素脈法，陰陽貴清。清如潤玉，至數分明；濁脈如石，模糊不清。小大貧富，滑濇窮通，長短壽夭，詳推錯綜。

如質清脈濁，貴中賤也；質濁脈清，賤中貴也。清脈兼大，貴而富也；兼滑，貴而通也；兼長，貴而壽也。濁脈兼小，賤而貧也；兼濇，賤而窮也；兼短，賤而夭也。清脈兼小，貴而貧也；兼濇，貴而窮也；兼短，貴而夭也。濁脈兼大，賤而富也；兼滑，賤而通也；兼長，賤而壽也。詳推錯綜者，即詳推此質清脈清、質濁脈濁、質清脈濁、質濁脈清錯綜等說之理耳。

五行相乘

水乘火金乘木乘其所勝是相尅也名曰縱火乘水木乘金乘所不勝是反侮也名曰橫水乘金火乘木子乘其母是倒施也名曰逆金乘水木乘火母乘其子是相生也名曰順五藏之脈肝弦心洪脾緩肺浮腎沈五藏各見本脈自無病也若見他脈以此推之縱者病甚橫者病微逆者病虚順者病實也金木水火皆生於土故不言乘

六經脈絡

太陽脈浮浮緩中風浮緊傷寒脈浮而緊風寒具證當兩解之陽

明浮長其病在經陽明長洪在經熱甚陽明脈實其熱入府少陽為病其脈必弦若陽微結其脈則細凡脈細脈沈脈緊皆陽熱鬱結之證可見陽氣一結不但陽證似陰陽脈亦似陰矣

太陰沈遲陰邪脈也沈遲而數陽證必見

少陰沈細陰邪脈也沈細而數陽證當辨

厥陰微細陰邪脈也邪從陽化陽證當辨

仲景傷寒論病在太陽脈浮　陽明脈大　少陽脈弦　太陰脈沈遲　少陰脈沈細　厥陰脈極沈而微　此乃分定六經不易之病脈也無論傷風傷寒合病併病陰陽兩感以及百病

總不外此脉證分辨以候消息治之耳

脉之浮大而弦病在三陽經也脉來沈細而微病在三陰經也不論浮沈大小但指下無力重按全無便是伏陰然則沈小者人知為陰脉而不知浮大者亦有陰脉也人知脉數為熱而不知沈細中見數為寒甚真陰寒脉常有七八至者但按之無力而數耳

六淫脉法

風脉浮緩喻嘉言曰中風之脉必有所兼寒則浮緊兼熱則浮數兼痰則浮滑兼氣則浮濇兼火則盛大兼陽虛則脉微兼陰虛則

脈數或細如絲虛滑為頭痛遲緩為營衛衰虛浮遲緩正氣不足自可補救急大數疾邪不受制必危無疑若數大未至急疾尚有可救者

寒脈浮緊三陽脈浮大有緊有數三陰脈沈小有緊有數而仲景於三陰統以微細言之蓋沈必重按始得緊數亦在沈細中見不似三陽脈浮大而緊數也

暑脈浮濡暑乃天之氣係清邪所以中手少陰心經其症多與傷寒相似但傷寒脈必浮盛傷暑脈必濡弱為不同耳蓋寒傷形表邪外盛故脈大而有餘暑傷氣元氣耗傷故脈虛而不足

濕：脈濡滯。經曰：肝腎并沈為石水，并浮為風水。水在皮膚，故脈浮。脈浮惡風惡寒不渴名風水。脈沈腹滿不喘，水積胞中，堅滿如石，名石水。脈沈遲，發熱胸滿，身腫汗如柏汁，名黃汗。脈沈遲且喘名正水。脈浮胕腫如泥，按之沒指，其腹如鼓，不惡風不口渴名皮水。陽水沈數，陰水沈遲。暑濕相搏名濕温，其脈沈細，其證脛冷腹滿，頭疼身疼，口渴多汗，或譫語，宜白虎蒼术湯。

燥：脈遲數。經曰：諸澀枯涸，乾勁皴揭，皆屬於燥。乃肺與大腸陽明燥金之氣也。肝血不足，風熱勝而金燥，心火灼腎，消爍腎脂，令腎枯燥。仲景曰：脈浮而數，名曰陽結；脈沈而遲，名曰陰結；脈結而代，皆燥脈也。

火脈洪長朱丹溪曰氣有餘便是火也其脈洪大而長虛火外炎
脈浮細而數虛火内灼脈沈細而數

六鬱脈證

滑伯仁曰鬱者結聚而不得發越當升者不得升當降者不得降
當變化者不得變化所以傳化失常而病見矣氣鬱者脈沈濇胸
膈痛濕鬱者脈沈細而周身疼或關節疼遇陰寒即發痰鬱者動
則氣喘寸口沈弦滑熱鬱者昏瞀便赤脈浮數六鬱不言風寒者風寒鬱而為熱也
血鬱者脈芤而促結四肢無力能食食鬱者噯酸腹飽不能食寸
口滑緊盛六者之中以氣為主氣行則鬱散矣

胃脈變證

内經曰胃脈實則脹虚則泄風成為寒熱風氣通肝木盛則侮土故生寒熱風者善行而數變腠理開則洒然寒閉則熱而悶此風病而變為寒熱也癉熱也成為善食易飢消中癉濕熱病也濕熱已成則中土受傷久則津液不生變成中消之證厥成為巔疾如眩暈之類厥者氣上逆而手足厥冷也經曰氣上不下頭痛巔疾久風為飡泄經曰春傷於風邪氣留連乃為飡泄飡已即泄胃風熾也胃中風蘊既久則榮氣腐而不清飢肉漸潰脈道四末慣生瘡瘍脈風成為厲風乃陽熱之邪血乃陰濕之液濕熱生蟲是以風入於脈久則變為蟲癩之厲瘍病之變化不可勝數言胃病之多也

又曰胃脈沈鼓濇胃外鼓大心脈小堅急皆鬲偏枯胃病則水穀氣不行心病則不能生血經曰濇為少氣傷寒論曰濇則無血血不能周通則膈病矣故以鬲名病也男子發左女子發右不瘖舌轉可治氣血雖生於胃府主於心藏然始於腎中腎脈繫舌本不瘖舌轉是腎中之根氣未傷也

關格脈證

關格之脈有以尺寸候者有以內外候者有以衝陽候者浮大之脈在於尺為關陰關閉陰氣不能施化故不得小便浮大之脈在於寸為格陽格拒陽氣不能宣通故吐逆浮為正氣虛大為邪氣實此以尺寸候之也脈上來微小下去反大名曰反脈上來益大下去微小名曰覆反者病在裏為陰盛覆者病在表為陽盛陽盛則病格陰盛則病關陰陽盛極不相交通則病關格此以內外候之也衝陽脈伏則尺寸之陰陽不升降故吐逆水穀不入名曰格衝陽脈濇則三焦之元氣不流通故不得小便名曰關此以衝陽

候之也。其證頭無汗者，陽未離陰，可治；有汗則陽已上脫，不可治。

陽結陰結

平脈篇曰：其脈浮而數，能食，不大便者，此為實，名曰陽結（陽能消穀，故能消食）。其脈沈而遲，不能食，身體重，大便反鞕（音硬），名曰陰結（陰不能消穀，故身重不能食）。又曰：脈藹藹如車蓋者，名曰陽結也（浮數中有擁上之象）；脈纍纍如循長竿者，名曰陰結也（沈遲中有直引强硬之象）。陽結者，偏於陽而無陰以生液；陰結者，偏於陰而無陽以生液。皆於脈之浮而數、沈而遲、如車蓋、如循長竿辨之也。凡病後傷液，多有此證，或潤竅以導之，或耎堅以下之，乃不至於窘苦萬狀也。

積聚脈法

積生於五藏之陰其發有根痛有常處脈必結伏聚生於六腑之陽其發無根痛無常處脈必浮結

脈來沈細附骨者積也所以然者以積而不移之處其氣血營衛不復上行而外達則其脈亦沈而作是象茲試舉其脈出之所以決其受病之處若此脈出寸口積在胸中微出寸口積在喉中出關上積在臍旁上關上積在心下微下關積在少腹尺中積在氣衝脈出左積在左脈出右積在右若沈細不起之脈兩手俱出是中央有積其氣不能分左右也可斷之曰積在中央凡此者各以其部處之

積聚之脈弦緊而微細癥也夫寒痺癥瘕積聚之脈皆弦緊若在心下即寸弦緊在胃關關即弦緊在臍下即尺弦緊在中為痰飲左為死血右為食積

瘡瘍脈法

瘡瘍論曰、弦洪相摶内寒外熱欲發瘡疽也浮數之脈應發熱其不發熱而反惡寒者若有痛處瘡疽之候也仲景曰、數脈不時見則生惡瘡也又曰肺脈數者生瘡也人之身體計有五層皮、脈、肉、筋、骨也發於筋骨之間者名疽發於肉脈之間者名癰發於皮裏肉外者名瘍毒發於皮膚之上者名瘡癤癰為陽毒脈宜洪大疽為陰毒脈宜沈弱癰疽脈伏由毒氣閉塞惟宜穿通經絡宣發營衛腫瘍脈浮非氣血不足即為風寒在表須詳證施治潰瘍脈浮是氣從外泄須補劑調養腫瘍脈沈乃毒閉使然也潰瘍脈沈是毒氣尚存於内也。沈遲為寒。沈數為熱。腫瘍脈滑。治痰為先。潰瘍脈滑。補氣為急。腫瘍脈濇。乃氣血為毒滯之徵。當辨虛實。潰瘍脈濇。為血傷不足之象。當補氣血。腫瘍脈虛。宜托裏。脈實。宜消散。潰瘍脈虛。宜補益。脈實。宜清毒。腫瘍脈長。宜消散。脈短。宜補養。潰瘍脈長。可勿藥。脈短。宜峻補。腫瘍脈洪大。宜宣熱攻毒。脈微。宜補劑内托。潰瘍脈洪大。乃正虛邪盛。脈微。乃元氣衰弱。腫瘍見動脈緊脈者。乃毒氣外搏於經。宜從表治。潰瘍見動脈緊脈者。乃毒氣内搏藏府。宜從裏治。若夫緩脈。腫瘍潰瘍見之皆吉。未潰見芤。血必素虛。已潰見芤。血去脈虛。腫瘍脈弦。毒氣攻痛。潰瘍脈弦。肝邪侮脾、腫瘍見牢難潰潰瘍見牢難消、腫瘍見濡必用扶元托裏潰瘍見濡尤宜大補氣血、腫瘍、潰瘍並忌散脈補虛收固為是、脈見細小兼補氣血為是、腫瘍見結脈温散解毒潰瘍見結脈補陰理虛促為陽結代則難治、須詳察色脈宜補者補之宜温者温之宜汗者汗之宜攻者攻之庶有濟也、然外證癰疽猶如內證傷寒善治傷寒則雜病無不易治能療癰疽則諸瘡無不精妙蓋以能辨表裏陰陽虛實寒熱也

痘位脈證

小兒出痘自頭面以及周身各有藏府所屬部位治者須詳察部

位以定吉凶如額先見點者是毒發於心也頦先見點者毒發於腎也左頰先見點者毒發於肝也右頰先見點者毒發於肺也鼻先見點者毒發於脾也項背腰臀足踹太陽經所屬也頭顱眉眶胸乳牙齦陽明經所屬也左右頭角耳前腋脇少陽經所屬也中脘兩肘四肢太陰經所屬也臍腹手足心內廉足跟少陰經所屬也頭項小腹男婦陰器厥陰經所屬也至於包絡乃周身脂膜之絡聯屬百骸藏府者也周身發痘俱從此出故無一定部位也凡痘瘡手足常要和緩不宜大熱大寒寒熱太甚則水火偏勝而殘矣如病人六府閉結狂妄煩躁口乾作渴其脈洪數沉緊者實也

手足熱本病也若手足冷陽極似陰謂之陽厥下之勿疑宜承氣化毒湯或曾經吐瀉其脈沈細微弱者虛也手足冷本病也若手足熱乃陰極似陽謂之陰躁宜補之回陽化毒湯温之（方見幼幼集成六卷）

水痘似正痘外候面赤唇紅眼光如水咳嗽噴嚏涕唾稠粘身熱二三日始出明净如水泡此發於脾肺二經由濕熱而成也温之則痂難落變成爛瘡切忌薑椒辣物并沐浴冷水犯之則成瘡疥水腫自始至終惟小麥湯為準（方見幼幼集成四卷）

麻疹證治

金鑑曰麻疹乃胎元之毒伏於六府感天地陽邪火旺之氣毒起於

胃熱流於心終始之變腎則無證藏府之傷肺則尤甚初起之候咳嗽噴嚏鼻流清涕眼淚汪汪兩胞浮腫身熱二三日或四五日如見點於皮膚之上形如麻粒色如桃花間有類如痘大者此麻疹初發之狀也胃脈浮洪者加減升麻湯心脈浮洪者加減涼膈散肺脈浮洪者加減荆防敗毒凡麻疹出貴透徹宜先用升發使毒盡達於肌表若過用寒涼多致毒氣內攻喘悶不治若已出透者又當加清利之品以去餘熱庶免疹後諸證麻疹屬陽邪熱甚則陰分受傷血為所耗而出沒之後須以養血為主可保萬全此首尾治疹之大法至於臨時權變制宜惟神明之而已

癮疹脈法

金鑑曰、癮疹者乃心火灼於肺金又兼外受風濕而成也發必多癢色則紅赤隱隱於皮膚中故名癮疹俗名風丹其脈六部浮大浮為風虛大為氣强强者熱也風熱相搏必成癮瘮身體為癢癢者肌虛熱氣外薄故也經曰、泄風蓋諸癢為虛血燥不榮肌腠故癢也治法先用加減羌活散疎風散濕繼以加味消毒飲清熱解毒表裏清而疹自愈

癮疹羌活散相當羌活前胡薄荷防川芎桔枳淨蟬蛻連翹甘草赤苓薑　癮疹多因風濕成加味消毒飲最靈荊防牛蒡升麻草赤芍山查連翹從

斑與疹宜辨也輕如蚊點為疹重若錦紋為斑疹為風邪發於

太陰肺經客於皮毛斑爲熱毒發於陽明胃經蘊於肌肉表裏藏府治法天淵夫疹爲風邪法當宣揚大忌苦寒過其宣發斑爲熱毒法當清火大忌溫補助其毒勢若陰證發斑其脈微其色淡紅隱隱見於肌表者此胃氣極虛誤服寒涼立見危殆

謹辨疑似

張會卿曰據脈法所言凡浮為在表沈為在裏數為多熱遲為多寒弦雖為實微細為虛是固然矣然疑似中尤有真辨此其關係非小不可不察也如浮雖屬表而凡陰虛血少中氣虧損者必浮而無力是浮不可以概言表沈雖屬裏而凡表邪初感之深者寒束皮毛脈不能達亦必沈緊是沈不可以概言裏數為熱而真熱者未必數凡虛損之證陰陽俱困氣血張皇虛甚者數必甚是數不可以概言熱遲雖屬寒凡傷寒初退餘熱未清脈多遲滑是遲不可以概言寒弦雖類實而真陰胃氣大虧及陰陽關格等證脈

必豁大而弦健是强不可以概言實細微類虛而凡痛極氣閉營衛壅滯不通者脈必伏匿是伏不可以概言虛由此推之則不止是也凡諸脈中皆有疑似皆有真辨診能及此必其得其鳶魚之學者乎不易言也不易言也

脈證順逆

暴病之脈浮洪數實者為順久病之脈微緩耎弱者為順暴病而沈微細弱久病而浮洪數實皆為逆也有餘之病浮洪緊數為順不足之證和緩柔耎為順有餘而微濇細弱不足而洪大浮數亦皆逆也

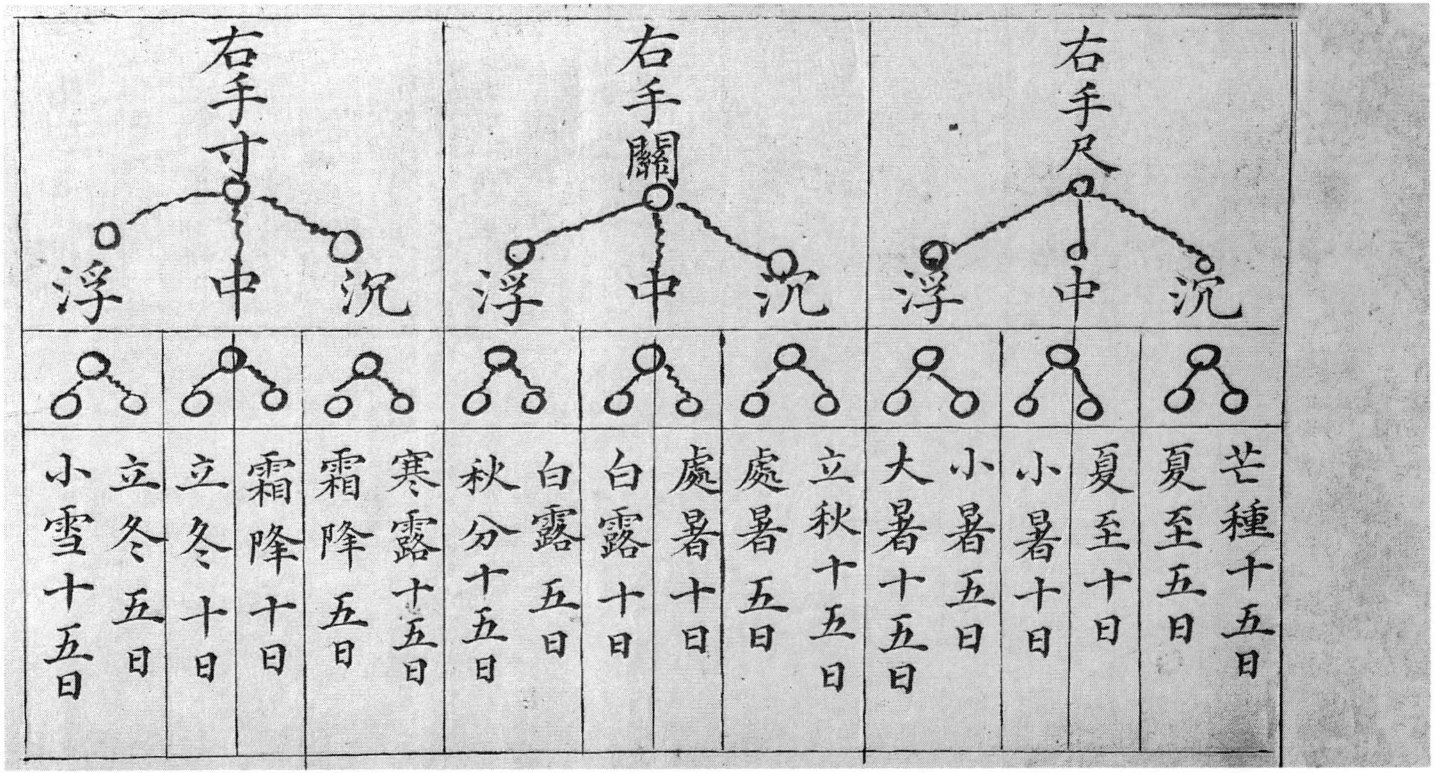
右手尺
浮
中
沉
芒種十五日
夏至五日
夏至十日
小暑十日
小暑五日
大暑十五日
右手關
浮
中
沉
立秋十五日
處暑五日
處暑十日
白露十日
白露五日
秋分十五日
右手寸
浮
中
沉
寒露十五日
霜降五日
霜降十日
立冬十日
立冬五日
小雪十五日

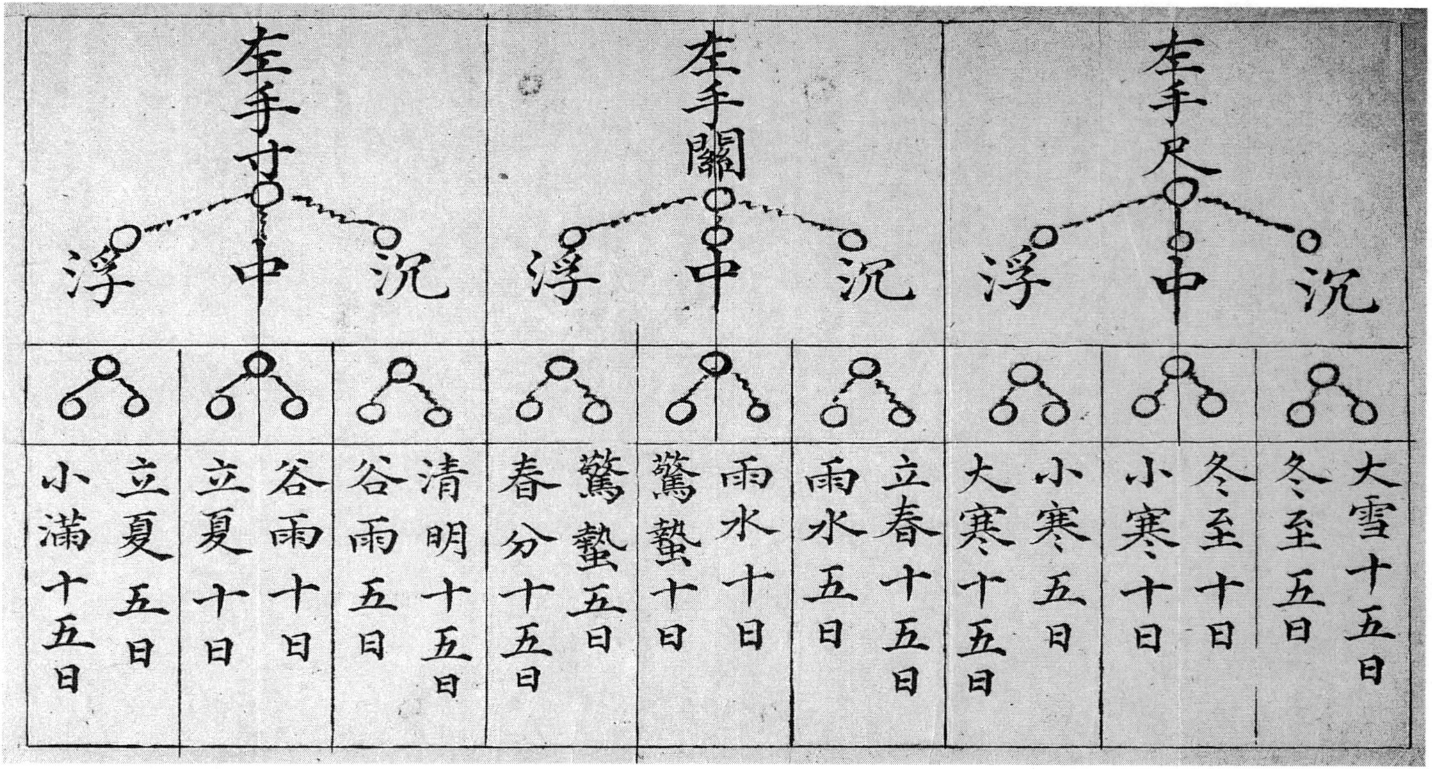
左手尺
浮
中
沉
大雪十五日
冬至五日
冬至十日
小寒十日
小寒五日
大寒十五日
左手關
浮
中
沉
立春十五日
雨水五日
雨水十日
驚蟄十日
驚蟄五日
春分十五日
左手寸
浮
中
沉
清明十五日
谷雨五日
谷雨十日
立夏十日
立夏五日
小滿十五日

此六氣分合六部時日診候之圖乃士材所製實六氣至理而古令所未發者其法以平治之紀為例如太過之紀其氣未至而至從節前十三日為度不及之紀其氣至而不至從節後十三日為度大過之紀從左尺浮分起立春不及之紀從左關中分起立春依次而推之必於平旦陰氣未散陽氣未動飲食未進衣服未着言語未吐之時清心調息逐部細究則時令之病可以前知診得六部俱平則已若有獨大獨小獨浮獨沉獨長獨短與各部不同依圖斷之無不應驗如左關中候脈獨弦大已知雨水後驚蟄邊有風熱之病葢弦主風而大主熱也且左關又為風木之令故也

如右尺沉候。脈獨緩。滯。而。實。大。已知芒種後。夏至邊。有濕熱之病。益緩滯主濕。而實大主熱也。若緩滯而虛。大乃濕熱相火為患。益緩滯為濕。而虛大為相火也。且在沉分。沉亦主濕。且又在相火之位故也。久病之人。六脈俱見獨滯。惟右寸中候。脈來從容和緩清淨無滯。已知霜降後立冬必愈。益中候而從容和緩。為胃氣之佳脈。且右寸為肺金之位。土來生金故也。其餘各部俱倣此推之。百不失一。然亦須三四候之。確然不渝。無不驗焉。下文重言以申明之。查政運不應之脈便是。

總論

許蔭宗曰。脈之候。幽而難明。吾意所解。口莫能宣也。口且莫能宣。而筆又烏能寫乎。摶極而心靈自啟。思深而神鬼將通。則三指有隔垣之照。二豎無膏肓之遯矣。古人云。脈書不厭千迴讀。熟讀深思理自知。祇如相類之脈。非深思不能辨。別非熟讀不能諳識也。